Oliver M. Heck

NÄHER AM LIMIT

Ein Leben mit AD(H)S

Ein biografisch fundierter Erfahrungsbericht eines außergewöhnlichen Menschen mit der Diagnose **AD(H)S**

Impressum

Herausgeber: Norbert Beleke
Max Schmidt-Römhild KG, Lübeck, Essen
Projektleitung: Dr. Michael Platzköster
Druck: Schmidt-Römhild, Lübeck

Titelfoto: © Heinz Zak, Scharnitz (A)

1. Auflage 2012

Deutschlands ältestes Verlags- und Druckhaus
Lübeck · Berlin · Essen · Wiesbaden
ISBN: 978-3-7950-7093-9

Inhaltsverzeichnis

Näher am Limit

Ein erfolgreicher Multiunternehmer kommt an seine Grenzen und bricht zusammen. Die Diagnose: *AD(H)S* (Aufmerksamkeitsdefizit-/Hyperaktivitätsstörung) im Erwachsenenalter, gepaart mit PTSD (Posttraumatische Belastungsstörung) & Burnout-Syndrom im Endstadium. Von heute auf morgen geht nichts mehr. Während einer seiner mehrfachen Klinikaufenthalte beginnt er über sein bisheriges Leben zu schreiben. Es ist eine facettenreiche Dokumentation eines außergewöhnlichen Lebens, aber gleichzeitig auch ein Bericht über ein Leben voller Zwänge, Ängste, Desorganisationsszenarien, Unsicherheiten und explosionsartiger Gefühlsausbrüche, geprägt von ständigen Erfolgen und Misserfolgen, allerdings auch angetrieben von einem schier unerschöpflichen Ehrgeiz und somit von einem Leben auf der „Überholspur" mit außergewöhnlichen Begabungen, Fähigkeiten und beeindruckenden Leistungen. Er beschreibt dabei den äußerst schmalen Grat zwischen *AD(H)S*, Genialität, Chaos und Hochbegabung. Der Autor hat dabei seine individuelle Lebensgeschichte kurzweilig, amüsant, unverblümt, echt, poetisch, sachlich, kreativ und sehr emotional niedergeschrieben und gewährt hierbei Einblicke in die höchst emotionale Gefühlswelt der „Andersdenkenden". Er schreibt in beeindruckend authentischer Weise, wozu Menschen mit *AD(H)S*-Syndrom fähig sind und veranschaulicht, dass dieses Phänomen durchaus mit ausgeprägter Kreativität, hoher Leistungskraft und erfolgreicher Anpassungsfähigkeit assoziierbar ist. Es ist ein einmaliger Einblick in die Gefühlswelt eines Menschen mit einer ausgeprägten *AD(H)S*. Er veranschaulicht dabei auch Chancen und Risiken dieser vermeintlichen „Zivilisationskrankheit" und interpretiert gleichzeitig Theorien über deren Herkunft, evolutionäre Entwicklung und sozialpädagogische Lösungsansätze.

Oliver M. Heck, geboren 1967, deutsches Multitalent, absolvierte eine erfolgreiche Ausbildung zum Bankkaufmann, war Firmengründer und Inhaber zahlreicher unterschiedlicher Unternehmen sowie Musikproduzent, war außerdem Bauunternehmer und als Bankangestellter, privater Vermögensverwalter, Immobilienhandelsunternehmer, Sachverständiger und Hausverwalter tätig, ist Hubschrauberpilot und Autor.

Er hat bereits früh Erfahrungen im Umgang mit dem Aufmerksamkeits-Defizit-Syndrom gemacht. Seine AD(H)S-typischen Verhaltensmuster veranlassten ihn bereits seit seiner Kindheit zu vielschichtiger, wechselhafter, aber am Ende stets von Erfolg gekrönter beruflicher und privater Tätigkeit.

Erfolg

„Manche Menschen träumen
vom Erfolg, andere sind wach
und arbeiten hart."

Risiko

„Wer nie ein Risiko eingehen will,
geht oft das größte Risiko ein."[1]

Einleitung

Man sagt, alle 7 Jahre verändern wir uns grundlegend. 7 Jahre – sie gelten als Lebenszyklus aller Menschen. Einschulung – Pubertät – Erwachsenwerden, alles im Abstand von 7 Jahren, nach dem Motto „über 7 Brücken musst Du gehen". Heute, im Jahr 2010, bin ich 42 Jahre alt und zweifelsohne der lebende Beweis dafür, dass diese Theorie nur richtig sein kann. Das Leben ist wie ein ständig sich in Bewegung befindlicher Fluss – panta rhei (alles fließt). In diesem Strom schwimmen wir Tag für Tag und vergessen dabei, wofür wir eigentlich existieren und was unsere Aufgabe auf unserem Lernplaneten „Erde" sein sollte. Auch wenn man die Welt nicht verstehen kann, so muss man sich darin doch wenigstens zurechtfinden können. Es gibt eben Dinge, die nicht gesagt werden können und worüber Schweigen dennoch unmöglich ist. In diesem Zusammenhang denke ich gerade an einen Spruch, der im Programmheft der Abschiedsfeier meiner Realschulklasse von 1984 auf der letzten Seite geschrieben stand: „Man muss im Leben sehr reich werden, reich an GELD, reich an GEFÜHL und reich an LIEBE…"

Ich habe *AD(H)S* (Aufmerksamkeitsdefizit-/Hyperaktivitätsstörung). Ich hatte es schon immer. Diese angebliche „Modekrankheit", welche viele Menschen belächeln, und mit der daher nur sehr wenige wirklich etwas anfangen können. Dies ist meine Geschichte, eine wahre Geschichte. Ein Bericht von einem Leben voller Zwänge, Ängste, Desorganisationsszenarien, Unsicherheiten und explosionsartiger Gefühlausbrüche, geprägt von ständigen Erfolgen und Misserfolgen, allerdings auch angetrieben von einem schier unerschöpflichen Ehrgeiz und somit einem Leben auf der „Überholspur" mit außergewöhnlichen Begabungen, Fähigkeiten und beeindruckenden Leistungen.

---

[1] Zitiert nach Lothar Schmidt; geboren 1922, Jurist, Politologe, Aphoristiker.

1. Kapitel

Burnout – Der Tag, an dem die Erde stillstand

Dieses hochfrequente Geräusch in meinem Kopf treibt mich in den Wahnsinn. Warum kann ich es nicht abstellen? Es hört sich an, als würde jemand einen Fernseher auf die höchste Lautstärke einstellen, ohne ihn an einen Receiver angeschlossen zu haben. Und was ist mit diesem unerträglichen Ohr-Druck im linken Ohr und dem „Knacken" und „Zucken" im rechten Ohr? Wo bin ich eigentlich und was mache ich hier? Ich fühle mich panisch, muss plötzlich und schlagartig weinen, fast schreien und habe Angst, jeden Moment vollkommen die Kontrolle über mich zu verlieren. Ich habe das Gefühl, in mir herrsche ein enormer Überdruck, ich bin völlig aufgewühlt und in meinem Hals formiert sich ein gefühlter riesiger kloßartiger Gegenstand, der mir meinen letzten Atem raubt. Ich kann nicht mehr richtig sprechen, mich nicht mehr vernünftig artikulieren, mein ganzer Körper zittert und kalter Schweiß läuft mir an der Stirn herunter. Irgendwie entgleitet mir an diesem Tag mein komplettes Leben. „Bin ich denn schon tot und habe es bloß noch nicht bemerkt?", frage ich mich für einen kurzen Augenblick. Dann geht die Tür auf und eine Stationsschwester holt mich wieder auf den Boden der Tatsachen zurück.

Es war ein verhalten schöner Nachmittag an diesem Spätsommertag im Jahr 2010. Wir feierten gerade den Geburtstag der Mutter meiner Lebensgefährtin in einem Lokal. Während ich mich mit den Gästen unterhielt, bemerkte ich plötzlich, dass mit mir etwas nicht stimmte, konnte es allerdings nicht zuordnen. Ich hatte das Gefühl, dass es phasenweise in meinem Kopf „dröhnt". Es war so ein seltsames Geräusch, wie wenn man nachts im Bett liegt und alles ist „mucksmäuschenstill" und man hört dann nach einiger Zeit ein innerliches leichtes „Nichts", also ein leichtes „Rauschen der Stille", allerdings viel intensiver. Auch nahm ich die Stimmen bzw. den Geräuschpegel im Lokal nur noch entfernt und „dumpf" wahr. Meine Gesprächspartner bemerkten ebenfalls an meinen Reaktionen, dass ich nicht bei der Sache war. Plötzlich schoss mir ein Gedanke durch den Kopf: Du hast bestimmt einen Hörsturz. Und da bei einer derartigen Diagnose sofortiger Handlungsbedarf besteht, fuhr ich noch am selben Abend in die HNO-Abteilung der Homburger Universitätsklinik. Dort verabreichte man mir Kortison-Tabletten, die ich nach einem festen Einnahmemuster in den nachfolgenden Stunden einnehmen sollte.

Einen Tag darauf fuhr ich nochmals dort hin und machte sofort einen Hörtest. Dieser fiel, für mich überraschend, völlig normal aus. Aber warum nahm ich die Gespräche so „entfernt" wahr? „Du musst einen Hörsturz haben und deshalb auch dieses Dröhnen (Tinnitus) in deinem Kopf", dachte ich. Je mehr ich allerdings darüber nachdachte, umso schlimmer wurden meine Beschwerden. Der Druck in meinem Ohr wechselte von links nach rechts und wieder zurück.

Wiederum einen Tag später machte ich erneut einen Hörtest und ließ mir sogar eine 250 ml Kortison-Infusion verabreichen. Aber nichts veränderte sich, im Gegenteil.

Ich war völlig fertig mit den Nerven und musste plötzlich weinen, und zwar so stark, dass man mich kaum noch beruhigen konnte.

Die Ärzte hielten es für besser, mich sofort in die Psychiatrie einweisen zu lassen. Und da ich offensichtlich keine andere Wahl hatte, kam ich dieser Aufforderung auch sofort nach.

Erst Wochen später stellte ich fest, dass diese Entscheidung zwar in diesem Moment die richtige war, jedoch leider mit mäßigem bzw. sehr geringem Erfolg. Dort verabreichte man mir nämlich Psychopharmaka-Präparate, die ich überhaupt nicht vertrug. Nächtliche Schlafapnoe-Attacken und Fußzittern waren die Folge. Hinzu kamen dann auch noch massive Schlafbeschwerden, da es in der Psychiatrie nachts quasi stündlich zu Kontrollgängen der Stationsschwestern ins Zimmer kam. An Schlaf war also 14 Tage lang kaum zu denken, dabei hatte ich ihn so bitter nötig.

Völlig erschöpft verließ ich auf eigenes Risiko und auch auf eigenen Wunsch hin nach 2 Wochen einigermaßen stabil wieder die psychiatrische Abteilung der Homburger Universitätsklinik. Die Beschwerden blieben jedoch, mehr oder weniger stark, dauerhaft bestehen.

Ich war fortan nicht mehr in der Lage, meinen beruflichen Aufgaben nachzugehen. Jede auch noch so kleine Anstrengung versetzte meinen Körper sofort in eine Art „Alarmzustand". Ich war in keiner Weise mehr belastbar. Dies machte sich vor allem dadurch bemerkbar, dass z. B. das banale Klingeln eines Telefons mir schon den Angstschweiß auf die Stirn trieb und ich am ganzen Körper anfing zu zittern. Auch war ich plötzlich sehr stark geräuschempfindlich. Sogar das „Klimpern" meines Besteckkastens in der Küche versetzte mich sofort in Panik und ich empfand dies als unerträglich laut, was natürlich so nicht stimmen konnte. Auch blieben mir nächtliche Panikattacken, durch die ich frühmorgens schweißgebadet aus dem Schlaf gerissen wurde, nicht erspart. Ich hatte das Gefühl, keine Luft mehr zu bekommen und in diesen Momenten sogar Todesängste .

Mein Hausarzt diagnostizierte das *Burnout-Syndrom*, welches eine spezielle Form einer Depression darstellt. Er verordnete mir ein Medikament gegen Angst- und Spannungszustände und riet mir zu einer Psychotherapie.

Ich musste also von heute auf morgen die Notbremse ziehen und mich von all meinen geschäftlichen Aktivitäten für einen noch nicht auszumachenden Zeitraum verabschieden.

Es ist nicht so, als hätte ich nicht bereits seit Jahren eine Veränderung in meinem Körper gespürt. Je mehr ich also mit dem erforderlichen Abstand darüber nachdenke, umso deutlicher schließt sich der Kreis. Es begann vor etwa 5 Jahren. Ich konnte keine längeren Gespräche mit meinem Handy mehr führen. Wenn das Gespräch länger als ca. 3 Minuten gedauert hatte, spürte ich einen stechenden Schmerz in meinem Ohr. Erst dachte ich, es wäre nur Einbildung, später dann hatte ich den Eindruck, ich hätte eine bösartige Veränderung durch die elektromagnetischen Strahlen des mobilen Telefonierens. Dies wäre sicherlich kein Wunder gewesen, tätigte ich bis dato seit 1992 rd. 100.000 Mobiltelefonate. Eine CT und Kernspin entkräftete diese Theorie, die Schmerzen blieben bis heute. An ein Telefonieren mit dem Handy am Ohr ist seither nicht mehr zu denken. Zu diesem Phänomen gesellte sich ab 2007/2008 noch ein gelegentlicher „Ohr-Druck" in besonderen Stresssituationen, der abwechselnd im linken und auch im rechten Ohr wahrzunehmen ist. Ein plötzlicher Nervenzusammenbruch beim Jugendamt, ständig unkontrollierte Wutausbrüche (beides Anfang 2009) und zunehmend mangelndes Interesse an meinem aktuellen Liebesleben rundeten den labilen Gesamtzustand meines Körpers ab. Und als ob dies nicht schon genug gewesen wäre, kam dann auch noch Anfang 2010 ein ständiges „Kloß im Hals"-Gefühl hinzu. Dies alles waren zahlreiche Vorboten meines völligen Zusammenbruches, welche ich allesamt ignorierte und über die ich einfach hinwegsah.

Quasi aus heiterem Himmel hatte mich nun mein eigener Körper innerhalb weniger Tage und Stunden komplett *ausgebremst* nach dem Motto: „Wenn Du nach 5 Jahren immer noch nicht auf mich hören willst, dann musst Du jetzt eben fühlen".

Ende 2010 folgten Psychotherapie, Aufenthalt in einer Tinnitus-Spezialklinik, Noiser-Therapie und ab April 2011 eine medikamentöse Einstellung mit einem gut verträglichen Antidepressivum. Was blieb, war das „Nichts" in meinem Kopf, bis heute.

2. Kapitel

Die Welt dreht sich wieder – vorerst

Zeit ist ein relativer Begriff. Albert Einstein hatte einmal sinngemäß gesagt: Wenn man eine Minute auf einem heißen Ofen sitzt, wird es einem wie 2 Stunden vorkommen. Wenn man allerdings 2 Stunden mit einem netten Mädchen zusammensitzt, wird es einem wie 1 Minute vorkommen.

Hier habe ich sehr viel Zeit, mindestens 6 Wochen.

Seit dieser Woche befinde ich mich in einer renommierten Privatklinik in Bayern. Diese Klinik ist u. a. für ihre erfolgreichen Therapieansätze bei AD(H)S-Störungen bekannt. Endlich war die Diagnose gesichert. Vorher waren es nur eigene Mutmaßungen. Diese Diagnose stellte kürzlich einer der im Saarland erfahrensten Experten für AD(H)S-Störungen. Seitdem ergibt alles für mich einen Sinn. Endlich verstehe ich, wer ich bin und warum ich so bin, wie ich bin.

„Die AD(H)S-Symptomatik dürfte ein wesentlicher Motor seines beruflichen Erfolges sein, aber gleichzeitig auch eine sehr hohe Gefährdung für ihn selber". Dies war das Abschlussplädoyer meines Psychiaters im Einweisungsbericht zum Klinikum.

Irgendwie ist es verrückt. Ich habe noch nie in meinem Leben ein Buch gelesen, nicht, weil ich es nicht wollte, sondern, weil ich es nie konnte und nun schreibe ich eins. Ich habe es mir in den Kopf gesetzt....wie immer.

Ich muss etwas tun, für mich... nicht für kommerzielle Zwecke, nur für mich – und die wissbegierige Nachwelt.

3. Kapitel

Die verkannte Elite

In diesem Kapitel möchte ich meine persönlichen Erfahrungen in Bezug auf das AD(H)S-Phänomen mit dem interessierten Leser teilen. Dabei erhebe ich ausdrücklich keinerlei Anspruch auf sachliche Richtigkeit bzw. Vollständigkeit. Es handelt sich bei all meinen Ausführungen lediglich um meine subjektiven Erfahrungen und Recherchen, auch in meinem persönlichen Umfeld, und spiegelt somit vornehmlich meine eigene Sichtweise der Dinge wider.

AD(H)S bzw. AD(H)D oder ADD[1] beschreibt eine neurobiologische Störung des Gehirns. Die Informations-Verarbeitungsprozesse können aufgrund eines Defizites bei den Übertragungs- oder Botenstoffen nicht wie bei „normalen" Menschen ablaufen. Diese defizitären Entwicklungen im Gehirn führen permanent zu Auffälligkeiten in der Aufmerksamkeits-Fokussierung, der Impuls-Steuerung und auch in der Wahrnehmungsverarbeitung der Betroffenen.[2]

Diese Symptome sind bei den Betroffenen meist unterschiedlich ausgeprägt. Deshalb spricht man auch von verschiedenen Typen bzw. Untergruppierungen. Es gibt vorwiegend unaufmerksame Typen ohne spezielle Hyperaktivität bzw. mit ausgeprägter Hyperaktivität oder auch den Kombi-Typ. Die Hyperaktivität ist meist noch durch eine ausgeprägte Impulsivität gekennzeichnet.[3]

Meine Ausführungen sind natürlich nicht speziell wissenschaftlich fundiert, sondern sollen lediglich den interessierten Leser generell für dieses Thema sensibilisieren.

AD(H)S hat *fast immer* genetische Ursachen, so auch in meinem Fall. Bei meinem Sohn wurde bereits im Alter von 7 Jahren AD(H)S diagnostiziert. Mein Vater ist ebenfalls von AD(H)S betroffen, wobei bei ihm die Hyperaktivität, anders als bei mir und meinem Sohn, sehr stark ausgeprägt ist. Den genetischen Ursprung legte davor wohl die Mutter meines Vaters. Sie wies auch auffällige Hyperaktivitätsmerkmale auf.

Menschen mit AD(H)S haben in der Regel keine kognitiven Lernstörungen, d. h. sie haben einen normalen IQ, sind meist überdurchschnittlich intelligent und sehr häufig sogar hochbegabt.[4]

AD(H)S ist keine Modekrankheit, sondern dies gab es schon immer. AD(H)S macht sich nur in den letzten Jahren durch die zunehmende Komplexität unserer „Informationsgesellschaft", vor allem bei Kindern, immer gravierender bemerkbar. Unser Leben ist heutzutage geprägt von ständiger multimedialer Reizüberflutung und ständiger Erreichbarkeit durch iPhone, Notebook & Co., von Bewegungsmangel (vor allem bei Schulkindern) ganz zu schweigen. Hinzu kommt noch,

---

[1] Die beiden letztgenannten Abkürzungen werden im englischsprachigen Raum benutzt.

[2] Vergleiche hierzu www.ads-bei-erwachsenen.de

[3] Vergleiche hierzu ADHS im Erwachsenenalter. Patientenratgeber Dr. med. Esther Sobanski. Hrsgg. von MEDICE Arzneimittel Pütter GmbH & Co. KG, S. 13.

[4] Vergleiche auch hierzu www.ads-bei-erwachsenen.de

dass die Kinder heutzutage keine natürliche Entwicklung in spielerischer Hinsicht mehr durchlaufen (können).

AD(H)S hat auch nichts mit dem sozialen Umfeld oder einem guten oder schlechten Erziehungsauftrag zu tun. Die Symptome der Betroffenen können auch ganz unterschiedlich sein. Ebenso sieht man den Menschen ihr Problem oft nicht an, da einerseits nicht alle eine hyperaktive Tendenz und andererseits oft ganz unterschiedliche Charaktere und defizitäre Ausprägungen aufweisen.

Menschen, vor allem Kinder mit diesem Aufmerksamkeits-Defizit *„möchten gerne, wie sie sollen, können aber nicht, wie sie möchten". Diese Aussage trifft es in ihrer Beschreibung wohl am besten.*[5]

Betroffene haben viele Defizite bzw. Schwächen, jedoch auch sehr viele positive Eigenschaften und somit Stärken und sind damit den Menschen ohne diese Aufmerksamkeitsstörung in vielen Situationen und Dingen oft *„haushoch"* überlegen. Wichtig ist hierbei, die Stärken zu fördern und von ihnen zu profitieren. Wenn es dann auch noch gelingt, die Schwächen durch klare Strukturen von außen zu coachen, dann sind Menschen mit AD(H)S zu Höchstleistungen fähig und eine *Bereicherung der Gesellschaft und der modernen Zivilisation.* Wichtig ist also, bei den Betroffenen die entsprechende Balance herzustellen.

An dieser Stelle möchte ich möglichst kurz auf die vorhandenen Stärken und Schwächen[6] der Betroffenen eingehen:

Die häufigsten Schwächen sind:

1. Betroffene sind bei subjektiv uninteressanten Tätigkeiten und Vorgängen unaufmerksam, können sich dabei nur sehr schlecht oder nur mit enormem „Kraftaufwand" auf diese Dinge konzentrieren. Vor allem nach ca. 20 Minuten sind die Aufmerksamkeitsreserven völlig erschöpft und es ist für Betroffene eine Qual, sich weiter auf diese Themen zu konzentrieren.
2. Sie sind sehr leicht ablenkbar. Es stört hier bei jeder Gelegenheit die sprichwörtliche „Fliege an der Wand".
3. Sie sind „überaktiv", leben in „Extremen", suchen ständig neue Herausforderungen. Betroffene haben daher immer ein schnell wechselndes Interesse bei fast allen Tätigkeiten.
4. Sie sind sehr impulsiv, leben Gefühle sofort und offen aus, handeln dadurch oft, „ohne nachzudenken", sind dadurch sehr emotional und auch sehr schnell reizbar. Betroffene haben enorme Schwierigkeiten, explosive Emotionen zu kontrollieren.
5. Betroffene sind desorganisiert, oft chaotisch, sind vergesslich, haben keine oder wenig Strategie, machen oft Flüchtigkeitsfehler bzw. müssen viel Energie dafür verwenden, keine Fehler zu machen, sind dabei oft viel langsamer als andere „normale" Menschen ohne AD(H)S.

[5] Vergleiche hierzu www.jojo-adhs.de

[6] Die Ausführungen zu Stärken und Schwächen beruhen zum Teil nicht nur auf meinen eigenen Erfahrungen, sondern sind auch folgenden Quellen zu entnehmen: ads-bei-erwachsenen.de sowie ADHS im Erwachsenenalter. Patientenratgeber Dr. med. Esther Sobanski. Hrsgg. von MEDICE Arzneimittel Pütter GmbH & Co. KG. Ebenso zu entnehmen bei Thom Hartmann, „ADHS als Chance begreifen. (Nennen wir es das Edison-Gen)", Verlag Schmidt-Römhild, S. 23-24.

6. Sie verlieren bei allen Aktivitäten, speziell beim Lesen, schnell den Faden. Sie sind kaum in der Lage, einem Buch zu folgen oder es gar zu Ende zu lesen. Sie können Gesprächen nur sehr begrenzt „zuhören“. Zeitungen und Zeitschriften werden häufig nur „überflogen“.
7. Sie haben einen Mangel an Ausdauer bei Aufgabenstellungen und ständig eine „innere Unruhe“, gegen die sie ankämpfen müssen, sind daher unfähig sich zu entspannen oder länger zu sitzen. Sie essen oft hektisch und müssen danach häufig sofort vom Platz aufstehen.
8. Sie können sich nur schwer unterordnen und haben eine niedrige Frustrationsschwelle sowie ein „verzerrtes“ Zeitgefühl.
9. Betroffene brauchen häufig Struktur von außen, arbeiten nur unter Termindruck, haben keine Zeitplanung und kommen fast immer zu spät.
10. Sie sind naiv und Zwangshandlungen bestimmen meist den Tagesablauf.
11. Ständige Unkonzentriertheit, hohe Kraftanstrengungen und ständige innere Unruhe führen bei Betroffenen oft zu unkontrolliertem oder regelmäßigem Alkohol- und Drogenkonsum.

Hingegen sind folgende Stärken als positiv zu bewerten:

1. Bei Strukturgebung von außen und positiver Akzeptanz des Umfeldes sind Betroffene oft zu ungewöhnlichen Leistungen fähig. Sie haben Potential für sehr große Ideen und Visionen. Sie lernen schon in frühester Kindheit, gegen eine „unsichtbare“ Wand anzukämpfen und Dinge zu tun, die „normalen“ Menschen nur halb so schwer fallen (wie z. B. ein Buch lesen). Sie sind im Laufe ihrer Entwicklung vom Kind über die Pubertät hinaus im Erwachsenenstadium in der Lage, eigene Strategien zur Kompensation der Defizite erfolgreich zu entwickeln.
2. Viele haben ein enorm großes Potential an Kreativität und „Andersdenken“ sowie eine „visionäre Vorstellungskraft“, können oft aus der *kleinsten Idee einen Durchbruch machen.*
3. AD(H)S-Vertreter sind oft *extrem ehrgeizig*, verbrauchen etwa 80 % der kompletten Tagesenergie dafür, um ihren Tagesablauf einigermaßen zu meistern. Als Folge hiervon brauchen sie etwa 2 Stunden mehr Schlaf (was jedoch eher selten möglich ist) als Nichtbetroffene, um sich zu regenerieren, und sie sind daher abends oft sehr erschöpft. Oft wird unterschätzt, wie viel Energie und Willenskraft hinter einem AD(H)S-Leben steckt, weil man nicht sieht, wie die „chaotischen“ Denkprozesse die Betroffenen fast zermürben.
4. AD(H)S-Menschen sind immer interessante Menschen, entsprechen nie dem Bild der typischen Frau oder des typischen Mannes. Sie sind oft „Improvisationskünstler“.
5. Sie sind oft „Multi-Tasking“- bzw. „Hier und Jetzt“-begabt. Sie blühen meist auf bei sehr vielen Herausforderungen.
6. Sie sind loyal, fair, immer hilfsbereit, sehr sensibel, tierlieb, spontan, neugierig, sehr fantasievoll und nicht nachtragend.
7. Sie besitzen die Fähigkeit, sich bei starkem subjektivem Interesse überdurchschnittlich zu konzentrieren und dann auch unter Extrembelastung gut zu arbeiten (Tunnelblick). Meist besitzen sie eine perfektionistische Veranlagung.

8. Betroffene sind rhetorisch meist begabt, haben Verhandlungsgeschick und sprachliche Fähigkeiten. Sie sind oft überdurchschnittlich intelligent oder hochbegabt.
9. Sie suchen ständig den „Kick" und das Besondere. Denn nur so können sie durch besonders stimulierende Situationen oder Reize ihre Aufmerksamkeitsstörung ausgleichen bzw. kompensieren oder auch lindern.
10. Sie „geben" gerne, d. h. sie arbeiten für andere oft in einer Weise, wie sie nicht für sich selbst arbeiten würden.
11. In Krisensituationen und wenn dann dabei voller Einsatz gefordert wird, sind Menschen mit AD(H)S oft in der Lage, einen „kühlen" Kopf zu bewahren und diese Ressource sofort und sehr überzeugend in gute Leistungen umzuwandeln.

In der Geschichte und in unserer Neuzeit gibt es zahlreiche Vertreter und bekannte Persönlichkeiten mit einer nachweisbaren bzw. zumindest typischen AD(H)S-Symptomatik. In der nachfolgenden Aufstellung der hier eventuell in Frage kommenden Personen und Persönlichkeiten möchte ich darauf hinweisen, dass ich mich in fast allen Verhaltensweisen mehr oder weniger wiederfinde und ich auch hierbei keinen Anspruch auf sachliche Richtigkeit und Vollständigkeit der nachfolgenden Sammlung in Anspruch nehme. In dieser Weise in Erscheinung getreten sind nachfolgende Personen:[7]

William Henry Gates III. (Bill Gates)

Gründer und Ex-Konzernchef von *MICROSOFT* und einer der reichsten Männer der Welt. Er war früher Studienabbrecher und nur auf seinen PC „fokussiert". Gates brillierte bereits in der Grundschule in Mathematik und Naturwissenschaften und im Alter von nur 13 Jahren als PC-Programmierer. Der für AD(H)Sler unter anderem typische „Tunnelblick" wird durch diese Verhaltensweise sehr gut veranschaulicht. Nach eigenen Aussagen will Gates etwa 95 % seines Privatvermögens bis zu seinem Tode für wohltätige Zwecke spenden. Dieses Vorhaben kann ebenfalls einer vorliegenden AD(H)S zugeordnet werden.

Steven (Steve) Jobs

US-amerikanischer Visionär und Erfinder und neben Bill Gates eine der herausragenden Persönlichkeiten der Neuzeit, Mitbegründer und Ex-Konzernchef von *Apple (iPhone, iPad usw.)*. Wie Bill Gates war auch er Studienabbrecher und nur auf seine visuelle Vorstellungskraft in Bezug auf seine PC-Entwicklungen „fokussiert", was ihn in eine deutliche Parallele zu Gates' „Tunnelblick" rückt.

---

[7] Siehe hierzu a) Thom Hartmann, „Eine andere Art, die Welt zu sehen". Das Aufmerksamkeits-Defizit-Syndrom. Verlag Schmidt-Römhild;
b) www.ads-bei-erwachsenen.de;
c) www.everydaywithadhd.com.au/user-assets/ Info_Sheets/Famous_Men_with_ADHD.pdf;
d) www.everydaywithadhd.com.au/user-assets/Info_Sheets/ Famous_Women_with_ADHD.pdf;
e) wiki.mobbing-gegner.de/Krankheit/ADS/bekannte_Persönlichkeiten_mit_ADHS
f) www.leben-des-galilei.de

Wolfgang Amadeus Mozart

Hauptvertreter der Wiener Klassik. Einer der berühmtesten österreichischen Komponisten. Er ist der Inbegriff des Hochbegabten. Bereits im Alter von nur 11 Jahren komponierte er eine Schuloper. Er war dennoch desorganisiert, chaotisch, äußerst ungeduldig, sehr impulsiv, ablenkbar und respektlos, andererseits ungewöhnlich kreativ, innovativ und gefühlsbetont. Diese krassen Gegensätze zeichnen ihn im Besonderen als einen ausgeprägten Vertreter einer AD(H)S aus.

Thomas Alva Edison

Amerikanischer Ingenieur und Erfinder (u. a. Kohlefaser-Glühlampe). Er entwickelte 40 Ideen und Erfindungen *gleichzeitig*, er meldete *über 2.000 Patente* an. In der Schule war er jedoch der schlechteste Schüler, kam nie so richtig mit (seine eigene Aussage), wurde ständig von den Mitschülern abgelenkt und konnte dem abstrakten (nicht realen) Lernstoff nicht folgen. Er verließ daher die Schule im Alter von nur 7 Jahren ohne Abschluss. Sein Vater hielt ihn für „dumm". Seine Mutter hingegen glaubte an seine Fähigkeiten und übernahm fortan allein die schulische Erziehung, wobei sie (anders als die Schule) keinem bestimmten Lehrplan folgte. Edison beschäftigte sich fortan nur mit den Dingen, die ihn wirklich interessierten und war dadurch in der Lage, sich ungeheures Wissen in einer beeindruckenden Vielfalt von Sachgebieten anzueignen. Sein Beispiel veranschaulicht die Kombination aus Ablenkbarkeit durch die sprichwörtliche „Fliege an der Wand", Perfektion bei subjektiv überdurchschnittlichem Interesse, gepaart mit einer ausgeprägten Multi-Tasking-Fähigkeit.

Albert Einstein

Bahnbrechender deutsch-amerikanischer Physiker, Nobelpreisträger, Begründer der speziellen (1905) und allgemeinen (1914-1915) Relativitätstheorie. Dennoch begann er erst im Alter von 3 Jahren zu sprechen, schlief täglich bis zu 12 Stunden (erhöhter Schlafbedarf bei AD(H)S) und geriet mit dem von „Zucht und Ordnung" geprägten Schulsystem ständig in Konflikt, konnte sich somit AD(H)S-typisch nur schwer unterordnen und war seinerzeit oft respektlos der Schule gegenüber. Infolgedessen verließ er 1894 vorerst die Schule ohne Abschluss.

Whoopie Goldberg

US-amerikanische Schauspielerin, Komödiantin und Sängerin. Sie war OSCAR-, GOLDEN GLOBE-, EMMY-, GRAMMY-, und TONY-Preisträgerin. Sie verließ bereits im Alter von 16 Jahren die Schule ohne Abschluss nach Drogenproblemen (Heroinabhängigkeit). Mit 18 wurde sie Mutter und mit 34 bereits Großmutter. Hier wäre beispielsweise die Kombination von Drogenkonsum, schulischem Desaster sowie Hyperaktivität (in ihren Schauspielrollen oft sichtbar verkörpert) und schauspielerischer Kreativität AD(H)S-typisch. 1984 wurde sie von Steven Spielberg *(ebenfalls AD(H)Sler)* entdeckt. Ihr früher Hang zur Bühne war bereits im Alter von 8 Jahren ersichtlich.

John Lennon

Charismatischer Querdenker und genialer Musiker (The Beatles, „Imagine" usw.), Leitfigur einer ganzen Generation und der Friedensbewegung. Er war desorganisiert, unberechenbar, faul, kindisch, rätselhaft, charmant, voller Witz und in seiner Jugend eher ein unterdurchschnittlicher Schüler. Sein AD(H)S erkennt man hier durch seinen stark ausgeprägten Gerechtigkeitssinn, seinen Esprit und sein skurriles öffentliches Auftreten, wodurch er ständig polarisierte, in Synthese mit seinem Desinteresse in der Jugend für schulische Belange. Letztendlich werden diese Fähigkeiten wohl gekrönt durch seine phänomenalen musikalischen Erfolge.

Bertolt Brecht

Deutscher Dramatiker und Lyriker, Bertolt Brecht war ein schlechter Schüler und stets ein „Andersdenker". Er erhielt während seiner Schulzeit einen „Schulverweis" aufgrund seiner AD(H)S-typischen Anpassungsschwierigkeiten.

John F. Kennedy

Charismatischer US-Präsident (1961–1963). Er war kein herausragender Schüler. Dennoch überzeugte er bei Politik und Geschichte durch seine hohe und schnelle Auffassungsgabe und das Erkennen von komplexen Zusammenhängen. Er genoss aufgrund seiner reichen Eltern eine eher privilegierte Jugend. Dass er als klassischer Vertreter des AD(H)S betrachtet werden kann, beweist sein „Tunnelblick", da er sich schon sehr früh für Politik und Geschichte besonders interessierte und ihn dieses Interesse gepaart mit seinem rhetorisch-charismatischen Talent schließlich ins höchste politische Amt der Vereinigten Staaten von Amerika katapultierte, indem er seinen Gegenkandidaten geschickt bei der US-Präsidentschaftswahl besiegte.

Erin Brockovich

Erin Brockovich war eine alleinerziehende Mutter mit 3 Kindern aus einfachsten Verhältnissen, die nie ein „Blatt vor den Mund" nahm und gerne auch mal „ausfallend" wurde, ohne die Konsequenzen zu bedenken (die Impulsivität als Schwäche bei AD(H)S). Als einfache Mitarbeiterin einer kleinen Anwaltskanzlei deckte sie ohne entsprechende Fachkenntnis einen der größten US-amerikanischen Umweltskandale auf, der mit einer Zahlung eines Schmerzensgeldes i. H. v. 333 Mio. US $ für den Schadensverursacher endete (starker Gerechtigkeitssinn als Stärke bei AD(H)S). Im Jahr 2000 wurde ihre Geschichte in dem gleichnamigen, mit dem OSCAR-prämierten Film mit Julia Roberts in der Hauptrolle verfilmt.

Brüder Wright

US-amerikanische Pioniere des Flugzeugbaus. Sie führten mit selbstgebauten Fluggeräten die ersten kontrolliert gesteuerten Motorflüge der Welt durch. Sie besuchten beide die „High School", *erlangten jedoch beide keine Abschlüsse*. Sie interessierten sich vielmehr seit frühester Kindheit für die Fliegerei („Tunnelblick" bei AD(H)S). Um 1889 waren sie mit ihrer selbst gegründeten Zeitung journalistisch tätig (rhetorische Fähigkeiten bei AD(H)S). Später entwickelten sie Fahrräder mit 2 gleich großen Reifen, was das Fahrradfahren seither einfacher und populärer machte. Die somit selbst gemachten Erfahrungen und entwickelten Techniken (oftmals überdurchschnittliche Begabung bei AD(H)S) setzten sie später erfolgreich im Flugzeugbau ein.

Ernest Hemingway

Erfolgreicher amerikanischer Schriftsteller und Literatur-Nobelpreisträger, Reporter, Redakteur, Auslandskorrespondent, Lyriker, Kriegsberichterstatter, Abenteurer, Hochseefischer, Großwildjäger, Krankenwagenfahrer beim Roten Kreuz und Alkoholiker mit zahlreichen depressiven Phasen, die ihn wie zahlreiche seiner Familienmitglieder letztendlich in den Suizidtod trieben. Er konnte seine symptomtypischen Merkmale wie seine Impulsivität, seine Kreativität, seinen Alkoholismus sowie seine leichte Ablenkbarkeit nur sehr schwer „unter einen Hut bringen". Insofern schoss er gelegentlich auf Autogrammjäger, durch die er sich „genervt" gefühlt hatte, und an anderer Stelle zechte er wiederum im Vollrausch mit den gleichen Verehrern seiner Schreibkunst nicht selten ganze Nächte hindurch.

Henry Ford

Gründer der Ford Motor Company, einem der größten Automobilkonzerne der Welt. Er erhielt in der ländlichen Dorfschule seines Heimatortes nur eine geringe formale Bildung. Durch ein hohes Maß an Kreativität und handwerklichem Geschick arbeitete er bereits im Alter von nur 12 Jahren an verschiedenen Projekten (Multi-Tasking kombiniert mit Hochbegabung) und baute im Alter von 15 Jahren seinen ersten Verbrennungsmotor.

Keanu Reeves

US-amerikanischer Schauspieler („Speed", „Matrix" u. a.) und Musiker. Reeves musste aufgrund seiner mangelhaften Disziplin insgesamt viermal die High School wechseln. Mit 17 brach er die Schule endgültig ab. Er ist wohl ein Paradebeispiel für „symptomatisches Schulversagen". Bis zu seinem Durchbruch war er Schlittschuhschleifer, Koch, Manager einer Pasta-Bude sowie Gärtner (schnell wechselndes Interesse bei fast allen Tätigkeiten).

Wernher Freiherr von Braun

Deutscher Raketeningenieur und Visionär der Raumfahrt (sehr großes Potential für Ideen und Visionen). Er arbeitete u. a. erfolgreich an den Apollo-Programmen der NASA. Durch ihn wurde somit die erste erfolgreiche, bemannte Mondlandung 1969 mit Neil Armstrong ermöglicht. In der Folge forcierte er dort bereits ab 1970, als stellvertretender Direktor der NASA, eine bemannte „Mars-Mission".

Benjamin Franklin

Trotz „*extremer Langsamkeit beim Rechnen*" und somit „*Totalversagens in Mathematik*" und seiner ständigen „*Abgelenktheit*" im Unterricht (seine Lehrer beklagten, dass er im Unterricht „*nie aufpasste*"), entwickelte sich Franklin zu einem der bestausgebildetsten Männer der amerikanischen Geschichte. Er „flog" nach nur zwei Jahren formeller Schulbildung von der George Brownell Academy. Nachdem er sich selbst entfalten konnte, glänzte er als Druckermeister, Moralist, Redakteur, Stadtoberhaupt, Essayist, Erfinder, Naturwissenschaftler, Manager, Schriftsteller, Buchhändler, Sekretär der Pennsylvania Assembly, Diplomat, Verleger, Staatsmann, Politiker, Posthalter, Kerzenzieher, Multiunternehmer zahlreicher Unternehmen, Mechaniker und Philosoph. Er setzte sich für die Verbesserung von Bildungschancen ein. Er baute zahlreiche Unternehmen überaus erfolgreich auf und übergab sie danach (*als sie erfolgreich liefen*) aufgrund mangelnden Interesses an einen neuen Inhaber. Er war verantwortlich für die erste öffentliche Bücherei Amerikas, die erste Feuerwache in Pennsylvania und die Eröffnung der Universität von Pennsylvania. Ferner stellte er eine Versicherungsgesellschaft und ein Krankenhaus auf die Beine, ebenso mehrere Abteilungen für innerstädtische Angelegenheiten. Darüber hinaus organisierte er eine Freiwilligenmiliz. Weiter erfand er den „Franklin Stove", der auch heute noch Millionen amerikanischer Haushalte beheizt. Er stellte als erster die Hypothese auf, dass Blitze „elektrische Ladungen" waren und untermauerte diese Theorie durch diverse, erfolgreiche Versuche. Er erfand beispielsweise den „Blitzableiter". Seine naturwissenschaftlichen Theorien, Experimente und Entdeckungen machten ihn weltberühmt. Er wurde daher u. a. neben Newton, Einstein und Hawking in die „Royal Society" gewählt und in der Folge in die französische Akademie der Wissenschaft aufgenommen. Als erster hat er den Golfstrom durch Messungen nachgewiesen. Er leistete Pionierarbeit in der wissenschaftlichen Verfolgung von Sturmbewegungen, welche zur modernen Wettervorhersage führte. Er entwarf Segelschiffe und erfand die Bifokalgläser für Brillen. Dieser Mann, *den man für „dumm" hielt* und ihn *deshalb erst einmal im dritten Schuljahr von der Schule geworfen hatte*, erhielt die Ehrendoktorwürde der Universitäten St. Andrews und Oxford. Nach erfolgreicher Kandidatur wurde er für die Pennsylvania Assembly gewählt. Er legte daraufhin einen Plan für die teilweise Selbstverwaltung der amerikanischen Kolonien vor. Er führte selbst eine militärische Expedition in das Lehigh Valley an, in dem seine Leute gegen die Franzosen und die Indianer kämpften. Mit 70 Jahren unterschrieb er die amerikanische Unabhängigkeitserklärung, die er selbst mit aufgesetzt hatte. Im gleichen Jahr saß er im Kongress und schlug eine neue Verfassung für den Staat Pennsylvania vor. Außerdem schrieb er Artikel für die Konföderation der Vereinigten Kolonien. Danach wurde er Präsident von Pennsylvania, wodurch er maßgeblich an der endgültigen Version der Verfassung der Vereinigten Staaten von Amerika beteiligt war. Durch seine enorme Vielseitigkeit und charakteristischen Wesenszüge der vorgenannten Kurzdokumentation werden hier außerordentlich viele Merkmale der vorliegenden AD(H)S deutlich.

Weitere Personenbeispiele:

Anthony Hopkins, Abraham Lincoln,·Leonardo da Vinci, Pablo Picasso, Mahatma Ghandi, Walt Disney, Hermann Hesse, Jules Verne, Ludwig van Beethoven, Napoleon Bonaparte, George Washington, Alfred Hitchcock, Salvador Dalí, Will Smith.

Diese Beispiele veranschaulichen in eindrucksvoller Weise, welche Vorzüge Menschen mit einer mehr oder weniger stark ausgeprägten AD(H)S-Symptomatik haben, und machen deutlich, dass so manch bahnbrechende Erfindung und künstlerisches Werk offenbar ohne diese Vorzüge in der Vergangenheit und auch in der Zukunft nicht möglich sind bzw. gewesen wären.

4. Kapitel

Anders als man denkt

Ich bin jetzt schon eine Woche hier in dieser Klinik. Tag für Tag versuche ich mehr, mich an die internen Abläufe hier zu gewöhnen und seit heute habe ich den Eindruck, dass mir dies zunehmend auch gelingt. Selbst die nächtlichen Kontrollgänge des Schwesternpersonals in den einzelnen Zimmern nehme ich trotz anfänglicher Schwierigkeiten nicht mehr bewusst wahr. Was geblieben ist, ist das „Nichts“ in meinem Kopf und mein bis ins Mark getroffenes Selbstwertgefühl inklusive meiner introvertierten extremen Unruhe, die sich durch ständiges Händezittern bemerkbar macht. Da ich mich vor allem gegenüber meinen „Mitinsassen“ so unauffällig wie möglich verhalten möchte, bemerke ich zunehmend eine innere Verkrampfung, die diese Situation, vor allem beim Sprechen, weiter verschärft. Ich versuche daher, mich so unauffällig und kurz wie möglich in dem gemeinsamen Speisesaal aufzuhalten. Vielleicht legt sich das mit der Zeit, rede ich mir immer wieder ein. Offensichtlich bin ich hier ja nicht der Einzige mit ähnlichen Problemen. Die Augen meiner Mitinsassen, welche ich mir vor allem beim Frühstück schon oft genauer betrachtet habe, sprechen alle eine eindeutige Sprache. Auch was das Zittern der Hände anbelangt, so bin ich hier kein Einzelfall. Burnout, Depressionen, Selbstwertkrisen, das alles hat wohl in ihren Auswüchsen gleichlautende Reaktionen.

Das Zittern meiner Hände hat gestern sogar dazu geführt, dass ich an meinem Notebook versehentlich den falschen Knopf gedrückt habe. Dabei habe ich eine frisch geschriebene Seite gelöscht. Früher hätte ich bei dieser Gelegenheit wutentbrannt zumindest die Maus gegen die Wand geworfen, aber die derzeitige Medikation scheint dies einigermaßen kontrollieren zu können.

Hier ist alles neu für mich. Hier gibt es keine speziellen Zeiten und Regeln, an die man sich halten muss. Nur Alkohol ist absolut tabu. Es werden sogar stichprobenartig Alkoholkontrollen mit „Blasröhrchen“ durchgeführt. 6 Wochen ohne Alkohol! Ich weiß nicht, wie lange das schon her ist, dass ich 3 – 4 Tage keinen Alkohol konsumiert habe. Aber 6 Wochen lang, das ist schon hart. Aber ich bringe das notwendige Verständnis hierfür auf. Schließlich ist das hier ja auch eine Suchtklinik für Menschen, die ein Alkoholproblem haben. Gottlob gehöre ich hier einmal nicht dazu, oder doch? Nein, ich bin mir dessen ziemlich sicher. Ich benutzte den Alkohol abends in Form einer Flasche Bier oder in Form von 1-2 Gläsern guten Rotweins häufig zum „Runterkommen“ nach getaner Arbeit, quasi als Schlafmittel. Hier in der Klinik muss ich ja nicht „runterkommen“. Peinlich ist mir nur, dass ich hier vorgesorgt habe. In meinem Pkw vor der Klinik lagern ein paar gute Flaschen von dem Rebensaft und ein kleiner Kasten Paulaner. Aber wenn sie mich damit erwischen, dann ist der Teufel los. Erst letzte Woche tauchten in der Patientenküche 3 Flaschen Bier auf. Das war hier dann so, als würde der Südflügel des Klinikums in Flammen stehen. „Hundertschaften“ von Klinikmitarbeitern durchkämmten dabei die „Sperrzone“ nach dem Teufelszeug. Also lasse ich den Trauben- und Gerstensaft bei derzeit 34° C im Schatten weiter „reifen“.

Ich habe hier viel Zeit zum Nachdenken und Nichtstun. Irgendwie bin ich in all diesen Jahren immer vor mir selbst weggerannt. Mich mit mir selbst zu beschäftigen, ist eine völlig neue Erfahrung für mich, und das Nichtstun erst recht. Naja, zumindest habe ich mein Notebook und kann mich hier einigermaßen literarisch ergießen. Und wenn ich hier in meiner kleinen Welt in Form eines hübsch eingerichteten Zimmers mit Balkon so schreibe, nehme ich gern das Säuseln der Bäume durch das geöffnete Fenster wahr. In diesen Momenten habe ich das „Nichts" unter Kontrolle.

Gestern Nachmittag habe ich hier einen jungen Mann (35) kennen gelernt, der ebenfalls wie ich eine AD(H)S-Diagnose hat. Wissbegierig habe ich mich mit ihm nachmittags über seine Probleme unterhalten. Dabei ist mir aufgefallen, dass er viel hektischer ist als ich. Optisch hinterlässt er einen völlig anderen Eindruck. Dies bestätigten mir auch meine „Mitinsassen". Er ist offenbar völlig desorganisiert, redet einen „in Grund und Boden", aber es ist dennoch nicht unangenehm, sich mit ihm angeregt zu unterhalten bzw. auseinanderzusetzen. AD(H)S hat eben „viele Gesichter". Bemerkenswert fand ich vor allem, dass es unglaublich viele Parallelen in unserem Leben gegeben hat. Zugegeben, ich bin nicht wie er 5-mal „unbeschulbar" von der Schule geflogen, habe nicht nur einen einfachen Hauptschulabschluss gerade so erlangt. Auch nahm ich nie Drogen und bin auch in der Lage, meine Wäsche akkurat in den Kleiderschrank zu legen. Allerdings hat er es auf seine Art in seinem Leben auch sehr weit gebracht. Er hat sich mit seinen Problemen ebenso wie ich arrangiert, sie kompensiert und auf seine Weise das Beste daraus gemacht und davon profitiert: Mehrere erfolgreiche Firmen, Jungunternehmer des Jahres, besonderes Verhandlungsgeschick, schlagfertig, redegewandt, ausgeprägte Kreativität in geschäftlichen Angelegenheiten, rhetorische Fähigkeiten usw.

Wenn ich ihn so sehe, so sehe ich meinen Vater – ein einziges Nervenbündel. Wenn er mich so sieht (so sagt er), dann sieht er in mir seinen Vater: Absoluter Perfektionist, Zwangshandlungen bestimmen sein Leben, alles muss sauber und akkurat und aufgeräumt sein. Sein Vater leitet ein international operierendes Unternehmen im Bereich Personalmanagement für Führungskräfte, nebenbei erwähnt. Es kann also noch sehr interessant hier werden. Schauen wir einmal, wie „Kaiser" Franz Beckenbauer zu sagen pflegt …

Ich habe plötzlich das Bedürfnis, hier auszusteigen. Ich kann nicht mehr ruhig sitzen. Mein Fuß fängt an zu wippen und ich merke, dass ich umgehend aufstehen und im Zimmer herumlaufen muss. Nein, ich gehe einfach einmal duschen und laufe dann draußen ein bisschen hin und her.

5. Kapitel

Atemlos bei Karstadt

Meine frühe Schulzeit. Mit dieser Frage möchte ich mich jetzt einmal spontan beschäftigen.

Die ersten Schuljahre, als ich so 7 oder 8 Jahre alt war, waren eher unauffällig. Nun, abgesehen von Situationen, in denen ich auf dem Boden zwischen meinen Klassenkameraden im Musikunterricht im gesamten Klassensaal herumkrabbelte und auch abgesehen von dem weißen dünnen Rohrstock, den ich des Öfteren in der Grundschule durch meinen Mathelehrer zum Zerschmettern gebracht hatte. Meine Leistungen waren damals eher durchschnittlich und unauffällig. Meine Mutter berichtet mir zwar oft, dass ich in dieser Zeit und auch davor verschiedene Wut-Attacken hatte, im Verlauf derer ich mit selbstverletzender Absicht und voller Wucht mit Anlauf mit dem Kopf gegen die Wand gelaufen bin. Offenbar aus den damals unterschiedlichsten Gründen, vornehmlich sicherlich, weil ich meinen Willen nicht durchsetzen konnte. Ähnliche Attacken hatte ich später auch noch. Woran ich mich hier noch erinnern kann, sind Situationen, bei denen ich mit meinen Füßen die Lampenschirme bei uns im Wohnzimmer zerschmettern musste, und eine volle Glasflasche Apfelsaft ertränkte ich einmal auf dem Parkettboden. Diese unkontrollierten Wutausbrüche kamen ganz spontan und genauso spontan gingen sie wieder. Immer dann, wenn ich mich arg bedrängt gefühlt hatte, wurde es Zeit für eine derartige Reaktion. Später tat es mir dann ausnahmslos immer leid. Es gab auch Situationen, in denen ich einen Wutanfall in unserem Auto hatte. Dabei riss ich nicht selten Griffe, Schalter und Kopfstützen ab.

Neben diesen emotionalen Entgleisungen gab es auch immer Momente, in denen ich sehr weinerlich und ängstlich war. Ich konnte z. B. nachts nur einschlafen, wenn meine Mutter noch wach war und ich den Fernseher hörte. Sobald dies nicht mehr der Fall war und sie ins Bett ging, wurde ich panisch und die Stille machte mich verrückt. An Schlafen war dann stundenlang nicht mehr zu denken. Diese Stille konnte ich damals nicht ertragen und musste in mein Kopfkissen weinen.

Da mein Grundschulverhalten nur als „befriedigend“ bzw. „nicht immer befriedigend“ gewertet wurde, bekam ich damals keine „Lizenz“ für ein Gymnasium. Folglich musste ich den „Umweg“ für einen höheren Bildungsabschluss über die Realschule nehmen. Hier wurde mein Verhalten allerdings noch etwas auffälliger.

Gleichgültig, was im Klassenzimmer auch geschah, ich bekam nie etwas mit. Nicht, dass ich mich nicht krampfhaft darum bemüht hätte, es gelang mir einfach nicht. Ob der Hausmeister, der draußen den Rasen mähte oder der Vogel, der gerade vorbeiflog. Jedes noch so uninteressante Ereignis erstickte sofort jeden Ansatz, dem Lehrpersonal folgen zu können. Infolgedessen war es mir auch kaum möglich, den Stoff von der Tafel abzuschreiben. Ich war hier mit großem Abstand *immer der Allerletzte* und musste dann von zu Hause stundenlang bei meinen Klassenkameraden herumtelefonieren, um dies dann dort nachholen zu können. Auch was die Klassenarbeiten betraf: Je mehr ich mich auch auf den Stoff fokussierte, umso langsamer war mein Arbeiten. Ich versuchte *krampfhaft*, keine Flüchtigkeitsfehler zu machen. Dies führte dann häufig dazu, dass ich von den gestellten

Aufgaben gerade einmal etwas mehr als die Hälfte geschafft hatte. Verschärft wurde diese Situation noch dadurch, dass viele meiner Mitschüler viel schneller waren als ich und somit ihre Klassenarbeiten viel früher abgeben konnten. Der Geräuschpegel im Klassenzimmer wurde für mich dann unerträglich, so dass ich dann überhaupt nichts mehr zustande bekam. Noch schlimmer war es, eine Klassenarbeit während des normalen Unterrichts wiederholen zu müssen. Das ging überhaupt nicht – wurde dennoch zu dieser Zeit so praktiziert. Eigentlich ein Skandal. Naja, zumindest hatte ich damals schon im Alter von etwa 13 oder 14 Jahren eine eigene Strategie entwickelt, wie ich einigermaßen etwas, wenn auch nur zeitlich sehr begrenzt, im Kopf behalten kann. Ich arbeitete zu Hause viel mit Farben auf meinen Arbeitsblättern und unterstrich systematisch Texte und Passagen. Dies ermöglichte mir eine Art visuelle Lerntechnik. Dies musste ich vor allem bei den Fächern verstärkt anwenden, die mich überhaupt nicht interessierten. Und das waren sehr viele. Ich musste für mich auch eine Strategie entwickeln, da ich sonst verloren gewesen wäre. Meine Leistungen in Mathematik waren z. B. mit 13 „nur sehr schwach ausreichend". So stand es zumindest auf meinem damaligen Realschulzeugnis. Naja, mit 18 schaffte ich dann doch noch ein „Sehr gut" in der Mathematik-Abschlussprüfung zum Fach-Abitur. Ohne meine eigenen Methoden, die ich Jahr für Jahr verbessern und verfeinern konnte, wäre dies allerdings undenkbar gewesen.

Lustigerweise hatte ich vor etwa 9 Monaten eine Begegnung mit meiner damaligen Mathematik- Lehrerin. Ihr Sohn (ein Arzt) war nämlich ein Mieter einer meiner Immobilien, was ich eher zufällig erfahren hatte. Es war dann für mich quasi eine Art „späte Genugtuung", als ich ihr mit 30-jähriger Verspätung von meiner exzellenten Mathematik-Abschlussprüfung berichten konnte.

Ich erinnere mich auch noch an meine STENO-Prüfung. Da hatte ich auch meine ganz eigene Strategie und schrieb mit selbsterfundenen Zeichen. Schließlich musste man danach den Text ja nur übersetzen und das eigentliche STENO interessierte später ja niemanden. Wer braucht eigentlich STENO? So ein Blödsinn.

Jetzt habe ich schon wieder vergessen, mich mit ausreichend Flüssigkeit in meinem Zimmer einzudecken. Das ist mir wirklich bis jetzt jeden Tag passiert. Ich muss mir schleunigst einen Zettel an die Tür hängen, sonst geht das hier die ganze Zeit so weiter. Wer es hier in der Klinik versäumt, sich rechtzeitig zu den festen Essenszeiten mit Getränken aus dem Speisesaal einzudecken, der hat verloren bzw. dem bleibt nur der Gang ins Untergeschoss zum stillen Wasser bei der Tablettenausgabe. Dabei hasse ich stilles Wasser!

Heute Nachmittag habe ich einen Spaziergang zum hiesigen Baggersee gemacht. Das tat mir gut und entlastete meinen Bewegungsdrang ein wenig. Der Weg führt allerdings auch ein Teilstück durch den Wald. Um diese Zeit sind immer allerhand Käfer unterwegs. Diese schwarzen, lustigen, gemächlich gehenden Käfer, ich glaube, man nennt sie Mistkäfer oder so. Naja, jedenfalls musste ich bestimmt mindestens 10 dieser Spezies helfen, wieder sprichwörtlich „auf die Beine zu kommen". Wenn diese tollpatschigen Käfer auf dem Rücken liegen und mit all ihren Beinchen in der Luft herumwedeln, da muss ich einfach eingreifen und helfen. Nicht einmal im Wald hat man hier seine Ruhe …

Christof, also der 35-jährige AD(H)Sler hier, hatte gestern noch zu mir gesagt, dass wir beide wohl noch Glück gehabt hätten, in der Neuzeit groß geworden zu sein. Früher wären wir wohl als „vom Teufel Besessene“ oder „Schwersterziehbare“ auf dem Scheiterhaufen oder auf der Propellerstation (geschlossene Nervenklinik) gelandet. Sicherlich hat er damit primär sich selbst gemeint. Wie gesagt, ich hatte bisher das Glück einer weniger stark ausgeprägten AD(H)S-Symptomatik mit schwacher Hyperaktivität. Christof ist wirklich sehr anstrengend, aber auch sehr interessant und sehr liebenswürdig. Er muss wohl früher seine Lehrer zum Wahnsinn getrieben haben. Man denke an die 5 Schulverweise. Oder war es damals schon eine Bankrotterklärung unseres maroden Schulsystems? Jedenfalls blieb er wohl mit seinem schlechten Hauptschulabschluss *um Welten hinter seinen Möglichkeiten*.

Was mich als Kind wirklich fasziniert hat, waren Autos. Vor allem schnelle, schöne, sportliche und alte Autos. Dieses Interesse blieb im Übrigen bis heute bestehen. Ich kann mich hier noch an eine Situation erinnern, als in unserem Dorf einmal ein Ferrari stand. Es war damals ein 308 GTB 2-Ventil-Vergaser in Rot mit Vollleder-Tan in der seltenen Polyester-Version. Ich drückte mir bestimmt 30 Minuten lang die Nase an diesem Auto platt und vergaß dabei sogar – meine Oma möge es mir verzeihen – in die Kirche zu gehen. Natürlich wusste ich damals schon alles über dieses Auto, bis ins kleinste Detail. Ich muss so 10-12 Jahre alt gewesen sein. Jedenfalls saugte ich alle erdenklichen Informationen zu Pkw-Typen auf wie ein Staubsauger. Jede noch so kleine Information (gleichgültig, woher sie auch kam) blieb sofort in meinem Gedächtnis eingebrannt (Tunnelblick). So ist das bis heute. Seltsamerweise war es hier einmal völlig anders als in der Schule bei dem Zeug, das mich nicht die Bohne interessiert hatte.

Was auch bemerkenswert ist, ist die Tatsache, dass ich mich an längst vergangene Ereignisse, die mir zum Zeitpunkt des Geschehens wichtig waren, bis ins Detail noch erinnern kann, angefangen von meiner Kindergartenzeit bis in meine Jugend. Dieses Phänomen konnte ich bis dato auch noch nie richtig einordnen oder zuordnen. Wenn ich mir z. B. einen sehr emotionalen Film im Fernsehen oder im Kino angeschaut habe, der mir in diesem Moment sehr nahe ging, dann kann ich bis heute die Textpassagen noch zitieren oder die Filmnamen der Schauspieler usw.

Als belastend empfand ich im frühen Pubertätsalter meine Panikattacken. Ich glaube, es war an einem Samstag und ich war mit meiner Mutter in der Saarbrücker Bahnhofstraße zum Einkaufen. Plötzlich, wie aus heiterem Himmel, brach ich vor Karstadt zusammen und hatte panische Angst, keine Luft mehr zu bekommen. Ich war völlig fertig und bildete mir ein, mein Hals würde sich zuschnüren und ich bekäme keine Luft mehr. Ich beobachtete akribisch meinen Atem. Ich redete mir ein, ich würde das Atmen einfach vergessen und dann keine Luft mehr bekommen. Je mehr ich es mir einredete, umso schlimmer wurde es. Meine Mutter konnte mich kaum noch beruhigen und war selbst erschrocken über diesen Vorfall. Diese Anfälle hatte ich damals häufiger. Auch in der Schule (Realschule) blieben mir diese „peinlichen“ Attacken bis etwa zum Ende meines 13. Lebensjahres nicht erspart. Vor allem bei einem Schullandheimaufenthalt in Simmern geschah es wieder einmal. Von Weinkrämpfen geplagt konnte man mich auch damals kaum mehr beruhigen. Eine für mich wirklich sehr peinliche Situation.

Für mich heute undenkbar war in jener Zeit auch der dauerhafte Zustand meines Jugendzimmers. Dies konnte man nur lapidar als ein einziges Chaos bezeichnen. Heute sehe ich derartige Zustände höchstens, wenn ich mir im Fernsehen einmal eine Dokumentation über das Thema „Messie“ zu Gemüte führe. Alles lag kreuz und quer auf dem Boden. In den Schubladen und Schränken befand sich, wenn überhaupt, das gleiche Chaos. Zeitweise war dies so schlimm, dass ich kaum noch die Zimmertür öffnen und schließen konnte. Aufräumen war für mich in jener Zeit undenkbar. Erst sehr viel später, so im frühen Erwachsenenalter, als meine „Zwangshandlungen“ meinen Tagesablauf bestimmten, konnte ich mir nicht mehr vorstellen, mein Zimmer in unaufgeräumtem Zustand überhaupt zu betreten oder zu verlassen. Krasser konnten die Gegensätze nicht sein.

Spielerisch beschäftigte ich mich in dieser vorpubertären Phase meistens mit mir selbst in Verbindung mit meinen zahlreichen Spielzeugautos. Stundenlang war ich in der Lage, mich mit diesen Metallklumpen zu befassen. Es war eine Art „Besessenheit“. Dies interessierte mich eben. Hierbei vergaß ich vollkommen die Zeit und verschmolz buchstäblich mit meinen Tagträumereien.

Manchmal hatte ich plötzlich eine Idee und musste sie dann sofort umsetzen. Ich baute z. B. aus Leichtmaterialien Luftkissen-Schiffe mit Propellerantrieb. Den Elektromotor hierfür entwendete ich aus anderen Spielzeugen, die Propeller meist aus Flugzeugen. Die leistungsfähige Batterie entnahm ich aus den weggeworfenen Polaroid-Negativen. Als Versuchslabor diente der kleine Teich meines Nachbarn bzw. der kleine Bach hinter unserem Haus.

Wenn ich es dann umgesetzt hatte, interessierte es mich nicht mehr.

Eines Tages hatte ich die fixe Idee, mir einen straßentauglichen „Rennwagen“ zu bauen. Vom Schrottplatz nahm ich mir einen ausgemusterten „Kettcar“ und verlängerte den Radstand um etwa 50 cm mit 2 Metallrohren, die ich im Keller meines Großvaters gefunden hatte. Mit Draht entwarf ich ein Cockpit, welches ich mit Zeitungspapier und Tapetenkleister modellierte. Funktionstüchtige Bremspedale wurden ebenfalls von mir montiert, ebenso Front- und Heckflügel samt Formel 1-Beschriftung. Für einen Jungen im Alter von 11 Jahren durchaus bemerkenswert.

Mit meinem Fahrrad konnte ich mich stundenlang in einem Fahrrad-Parcours verausgaben. Meist geschah dies nach anstrengenden kreativen Phasen. Danach fühlte ich mich gut und entspannt.

Zu anderen Kindern oder gleichaltrigen Jugendlichen hatte ich damals kaum Kontakt. Viele mieden und hänselten mich, weil ich in deren Augen „uncool“ war und mich vor allem nicht für Fußball interessierte.

6. Kapitel

Romulus der Große

Heute Morgen habe ich beim Nordic Walking um den See eine Wildkatze entdeckt. Bisher kannte ich diese spezielle Unterart aus der Familie der Katzen nur aus „Wikipedia“. Die Katze saß seelenruhig in sicherer Entfernung auf einem freien Feld. Sie war deutlich größer und massiger als eine reine Hauskatze. Diese Tiere können bis zu knapp 1 Meter lang und bis zu 6,5 Kilo schwer werden. Ein wirklich schönes Tier. Wild- bzw. Waldkatzen konnten sich in den letzten Jahren wieder vermehrt in Bayern und im Schwarzwald ansiedeln und sind im Gegensatz zu den Hauskatzen eher tagaktiv.

Das Nordic Walking gibt's hier jeden Morgen um 07:30 Uhr, und das ist auch gut so. Abgesehen davon, dass es heute früh ausnahmsweise einmal saukalt und ich natürlich wie immer nur mit dünnem T-Shirt ausgestattet war, tut mir das vormorgendliche „Stöckchenschwingen“ wirklich gut. Es sieht zwar blöd aus, aber man gewöhnt sich schnell an das doofe Gegrinse der einheimischen Bevölkerung.

Nach der Dusche und einem kräftigen Frühstück geht es dann an die von mir etwas unangenehmer empfundenen Programmabläufe.

Es kann durchaus sein, dass ein „Soziales Kompetenztraining“ oder eine „offene Psychotherapiegruppe“ ihre Daseinsberechtigung haben. Sicherlich für potentielle Selbstmordkandidaten oder wirklich sichtbar depressive Menschen. Für mich jedenfalls ist das nicht das Richtige. Und für Christof erst recht nicht. Er geht da schon seit 6 Wochen nicht mehr hin. Und „Körbchenbasteln“ bei der „Gestaltungsgruppe“, das hatte ich zur Genüge schon in der Psychiatrie in Homburg. Als ehemaliger Geschäftsführer eines Maurer-, Dachdecker-, Zimmerer- und Klempnermeisterbetriebes sowie diverser Wohnungsbau- und Immobilienhandelsunternehmen ist „Körbchenbasteln“ keine besondere Herausforderung für mich. Zu allem Überfluss traf ich dort (Psychiatrie Homburg) meine Nachbarin in Gestalt der Therapeutin. Und da ich in diesem Moment dieser skurrilen Situation aufgrund der verriegelten Fenster und Türen nicht entgehen konnte, blieb mir nichts anderes übrig, als ihrem erstaunten Ausruf: „Oliver, was machst Du denn hier?“ mit Rechtfertigungen zu begegnen.

Schade, dass es hier erst einmal eine Zeit lang dauert, bis man seinen vom Arzt verordneten und individuellen Rhythmus gefunden hat.

Zwischendurch rief mich mein Geschäftspartner aus Saarbrücken an und erkundigte sich nach meinem Befinden. Bei dieser Gelegenheit bat er mich darum, mir während meines Aufenthaltes hier einmal wieder eine neue Geschäftsidee einfallen zu lassen. Wegen des Euros und der Krise und des globalen Verschuldungswahnsinns und des Kapitals, welches er deswegen dringend „investieren“ müsse. Eigentlich hätte ich ja immer gute Ideen, meinte er, und damit hat er wohl auch Recht.

Auch 1985, nach der Realschulzeit, hatte ich in der Oberstufe der Höheren Handelsschule viele gute Ideen. Allerdings mehr oder weniger gezwungenermaßen. Ich glaube, ich hatte schon einmal erwähnt, dass das Lesen eines Buches für mich eine unüberwindliche Hürde darstellt. Ich wusste bisher nicht, warum, aber dies habe ich wohl der begrenzten Aufmerksamkeitsfähigkeit meines Gehirns zu verdanken. Viel früher hatte ich es unzählige Male versucht, leider nie von Erfolg gekrönt. Naja, bei meinem Opa auf dem „Chaiselongue“ (kommt aus dem Französischen und bedeutet: gepolsterte Liege mit Kopflehne), dort wo er nachmittags immer sein Mittagsschläfchen gehalten hat, hatte ich es fast einmal geschafft. Es war damals das Kinderbuch meiner Mutter mit dem Titel „Pucki kommt in die höhere Schule“. Ich redete mir damals ein, dass Bücherlesen etwas Besonderes ist, was man auf jeden Fall einmal gemacht haben muss. Jedenfalls suggerierten mir dies meine Klassenkameraden in der Realschule. Nachdem ich es mehr oder weniger „krampfhaft“ versucht hatte und nach ca. 2 Wochen (täglich ca. 8 Seiten) keinerlei Befriedigung empfand, gab ich nach etwa 120 Seiten entmutigt auf. Ich wusste einfach nicht mehr, um was es eigentlich ging und es interessierte mich auch nicht wirklich, was mit „Pucki“ geschah.

1985 jedoch stand ich vor einer ganz anderen Herausforderung. Diese Herausforderung nannte sich „Pflichtlektüre“. Wer einen höheren Bildungsabschluss anstrebt, der muss natürlich Bücher verschlingen und sie auch analysieren können.

„Romulus der Große“ von Friedrich Dürrenmatt war angesagt.

Wie immer war für mich die Anwesenheit im Klassenzimmer reine Zeitverschwendung. Zwischen den Klausuren häuften sich zwar immer Unmengen von Material, welches ich, so schnell ich konnte, von der Tafel abschrieb, aber zu Hause musste ich es immer wieder in ein anderes „Format“ zurechtrücken. Mein Mathelehrer hatte mich einmal in der 12. Klasse gefragt: „ Herr Heck, ich kann Sie wirklich im Unterricht fragen, was ich will, Sie haben nie den blassesten Schimmer von dem, was wir hier eigentlich machen. Dennoch schreiben Sie immer die besten Klausuren. Können Sie mir einmal erklären, wie Sie das machen“? Ich wusste es selbst nicht genau und konnte ihm auch nicht darauf antworten. Ich wusste nur eins: Um im Leben erfolgreich zu sein, braucht man ein gutes Abitur oder zumindest ein gutes Fachabitur. Das hat mir mein Opa immer gesagt. Und auf die Ratschläge meines Opas legte ich schon immer einen sehr großen Wert.

Zurück zum großen Romulus:

Dieses Buch hatte ich damals augenscheinlich nicht angerührt, höchstens einmal darin geblättert und mich an dem schönen Zustand und den Farben des Deckels der Lektüre erfreut. Ich fand schon immer, dass Bücher besonders schön aussehen, wenn sie unbenutzt sind. Ich glaube, man könnte das bräunlich-weiße-Büchlein heute noch als neuwertig bei eBay versteigern. In meiner Not jedenfalls erkundigte ich mich nach anderem Material zur für mich eigentlich unmöglichen Aufgabenbewältigung. Auch „Königs Erläuterungen“ waren mir noch etwas zu umfangreich und somit ebenfalls unüberwindbar. Ich löcherte also meine Klassenkameraden wenige Tage vor der entscheidenden Klausur um die geschichtlichen Hintergründe und den ganzen literaturrelevanten „Kram“, der von einem verlangt wurde. Viele Fragen blieben allerdings unbeantwortet und wie immer stand ich am letzten Tag vor der Klausur abends in meinem Zimmer und hatte selbst um 19 Uhr noch keinen entsprechenden „Masterplan“. Dies beunruhigte mich allerdings dennoch nicht, hatte ich ja immer noch rd. 13 Stunden Zeit, mir etwas auszudenken.

Ich überlegte mir also, wer mir so kurzfristig noch ein paar gute Tipps zu dieser Lektüre geben könnte. Da fiel mir ein, dass ich ja den Autor selbst einmal fragen bzw. anrufen könnte. Allerdings wusste ich weder Land noch Ort, in welchem Herr Dürrenmatt zu finden war. Schließlich gab es ja damals noch kein Orakel namens „Google“, das man befragen konnte.

Ich musste mich also systematisch über unser altes Wählscheibentelefon vorarbeiten. Die internationale Auskunft teilte mir verschiedene Telefonnummern von mehreren „Dürrenmatts“ aus ganz Europa, u. a. auch von einem Professor Peter Dürrenmatt aus Basel mit. Von einem der vielen „Dürrenmatts“ erfuhr ich, dass ich es einmal beim Professor in Basel versuchen soll, gesagt – getan. Um ca. 20:30 Uhr an jenem Abend rief ich dann Herrn Prof. Peter Dürrenmatt in Basel an und fragte ihn, ob er wüsste, wo ich Friedrich Dürrenmatt auftreiben könne. Peter Dürrenmatt teilte mir freundlich mit, dass Friedrich sein Vetter wäre und derzeit in Neuchâtel (ebenfalls Schweiz) leben würde. Eine Telefonnummer hätte er allerdings leider nicht für mich. Jedenfalls war ich meinem Ziel einen weiteren Schritt näher gekommen und mir blieben immerhin noch 11 ½ Stunden.

Gegen 21:00 Uhr und nachdem ich etwas gegessen hatte, machte ich mich weiter ans Werk. Ich rief wiederum bei der internationalen Telefonauskunft an und erfragte die Telefonnummer des Schriftstellers Friedrich Dürrenmatt in Neuchâtel in der Schweiz. Jetzt wurde meine Euphorie jedoch ein wenig ausgebremst. „Tut mir leid, aber Herr Dürrenmatt hat eine Geheimnummer, und diese kann ich Ihnen leider nicht geben.“, klang es lapidar durch die cremeweiße Hörermuschel. Natürlich konnte ich mich so kurz vor meinem Ziel nicht geschlagen geben und lief im Wohnzimmer meiner Mutter hin und her. Ich versuchte es wieder und wieder bei der Auskunft in der Hoffnung, dass irgendjemand mir doch noch die Nummer geben wird. Mittlerweile war es schon 22:30 Uhr, und mir lief die Zeit davon. Nur noch 9 ½ Stunden und du Idiot hast immer noch keinen Plan, was du morgen in der Klausur schreiben sollst, machte ich mir zum Vorwurf. Dabei brauchte ich doch eine gute Note. Was sollte ich meinem Opa erzählen? Ohne diese 1 oder 2 in Deutsch bekommst du eine schlechte Vornote für die Abschlussprüfung, und ohne Top-Fach-Abi gibt's keinen Ausbildungsplatz bei der Bank. Und mein Opa wollte unbedingt, dass ich zur Bank gehe. Also, was tun?

Um 23:00 Uhr versuchte ich mein Glück erneut mit einer haarsträubenden Geschichte. Diese war so abenteuerlich, dass der „sichtlich“ genervte Mann am anderen Ende der Leitung mir ohne besondere Kommentierung und völlig unerwartet eine Zahlenkombination durch die Telefonleitung quasi „an den Kopf warf“ und dann sofort auflegte. Glücklicherweise war ich hier einmal schnell im Notieren und hatte dann zumindest eine Telefonnummer.

Um 23:10 Uhr wählte ich dann die Nummer und am anderen Ende der Leitung klang es fast wie Musik in meinen Ohren: „Dürrenmatt“... sprach eine ältere Stimme.

„Sind Sie der weltberühmte Schweizer Schriftsteller Friedrich Dürrenmatt?“, fragte ich. „Ja, der bin ich“, erwiderte die gemächliche alte Männerstimme. „Das trifft sich gut“, antwortete ich. „Hoffentlich habe ich Sie nicht bei etwas gestört zu so später Stunde?“, fragte ich höflich. „Nein, ich sitze in meiner Küche und habe mir gerade einen Kaffee gekocht“, sprach Dürrenmatt in Schweizer Dialekt.

Und als wir diese Höflichkeiten ausgetauscht hatten, befragte ich den Schriftsteller zu allem, was mir zu dieser Lektüre noch immer nicht ganz klar war. Er wunderte sich sogar über die ganzen verschiedenen Interpretationen, die ich mehr oder weniger aus den „Erläuterungen“ erfuhr. „Was die immer in meine Literatur hereininterpretieren“, sprach er. Naja, jedenfalls war es ein nettes, lehrreiches und angenehmes Gespräch und Friedrich Dürrenmatt beantwortete mir exakt alles, was mir zu der Klausur in Bezug auf die „Kernaussagen“ als hilfreich erschien.

Gegen 23:30 Uhr war das Gespräch beendet und ich konnte der restlichen Nacht(schicht) gelassen entgegensehen.

Nach der morgendlichen Dusche und einem starken Kaffee schrieb ich meine persönliche Bestnote und hatte es wieder einmal geschafft, mein Ziel zu erreichen. Das war das Einzige, was zählte. Eben wie immer – und mein Opa war zufrieden!

7. Kapitel

Das „Nichts“ ist mein Freund

Heute Morgen habe ich verschlafen. Der Wecker war nicht gestellt, weil ich den wegen meiner „inneren Uhr“ sowieso nie brauche. So ein Mist, jetzt habe ich das Nordic Walking verpasst. Sei es drum. Ich habe sowieso langsam das Gefühl, hier zum „Morgenmuffel“ zu werden. Ob das an den 10 Tropfen liegt, die ich mir abends zum Einschlafen als „Alkoholersatz“ geben lasse? Naja, jedenfalls ist es schon nach 9 Uhr und ich muss schleunigst in den Speisesaal, sonst bekomme ich nicht einmal mehr einen Kaffee. Das Essen jedenfalls ist hier wirklich sehr gut. Man wird von vorne bis hinten bedient und hier laufen sogar „Kellner“ herum, die für reichlich Nachschub sorgen. Bei einem Tagessatz von ca. 350,– EUR pro Person, nur für Unterkunft und Verpflegung, muss man schließlich etwas erwarten können.

Große Erfolge in meiner Therapiearbeit konnte ich leider noch nicht verbuchen. Und da mein Therapeut heute seine letzte Schicht hier „abfeiert“ und ich ab Donnerstag eine völlig neue Therapeutin von außerhalb bekomme, genehmige ich mir heute einmal meine eigene Therapie.

Heute Morgen wäre „Musikprogramm“ dran gewesen. Ich lasse es sausen und überlege mir, wie ich mich selbst therapieren kann. Bisher wurde mein Zustand hier in der Klinik eher schlimmer als besser, wenn man das so sagen kann. Zuhause war ich schon etwas auf dem Weg der Besserung, indem ich mein Telefon abgeschaltet und mir viel Ruhe gegönnt habe. Also Ruhe in Form von nicht ständigem Herumhetzen von Zwang zu Zwang.

Das ständige Hetzen von Therapie zu Therapie, und dann das konzentrierte Gequatsche über Probleme der anderen, das strengt mich eben schon sehr an. Und dann dieses stundenlange Sitzen. Mein Freund, „das Nichts“, erinnert mich dann sofort daran, etwas anderes tun zu müssen. Und wenn ich dann immer noch nicht reagiere, jagt „das Nichts“ mir einen sehr unangenehmen Druck meist in mein linkes Ohr, manchmal auch in das rechte. Die letzte Stufe ist dann, dass sich mein Gehör verabschiedet und ich die Dialoge kaum noch hören kann. Das ist wohl eine Art „Selbstschutzfunktion“ meines Körpers. Jedenfalls ist es kein Hörsturz.

Ich habe es meinem Therapeuten schon öfter gesagt, dass das für mich nichts ist. Aber ich solle mich dann darauf konzentrieren, wann die Beschwerden anfangen und mich selbst beobachten. Wie gesagt, ich bin hier kurz vor der „Explosion“ und dann sehr genervt von dem ganzen Bla Bla Bla… und keine Spur depressiv, jedenfalls empfinde ich das so.

Schade, dass es hier keine Fango & Massagen gibt. Die taten mir immer gut in der Tinnitus-Klinik. Dieses ständige Gequatsche über Probleme, die für mich keine sind, nervt mich wirklich ungemein.

Wenn man hier keine Ahnung von AD(H)S hat, dann sollte man sich gefälligst dieses Prädikat nicht auf die Fahnen (also ins Prospekt) schreiben, denke ich.

Nach dem Kaffee gehe ich erst einmal unter die Dusche. Allerdings ist das auch nicht so einfach für mich. Und zwar aus folgendem Grund:

Offensichtlich hat in der Dusche irgendein Handwerker einmal die Fliesen ausgetauscht und dabei wohl vergessen, die Fugen wieder zu verschließen, also mit Fugenmörtel oder zumindest mit Silikon. Unter der Dusche, wo ständig Wasser fließt, wäre es wohl sehr gescheit, dies einmal nachzuholen. Es sieht so aus, als wäre dies vor sehr langer Zeit einmal gemacht worden. Die offenen Fugen sind zum Teil schon arg verschmutzt. Offenbar störte sich bisher auch keine Reinigungskraft an diesem Zustand. Und den Hausmeister scheint hier ja überhaupt nichts zu interessieren. Ich habe bereits dreimal an der Rezeption reklamiert, dass mein Telefon nicht funktioniert. Angeblich würde sich „der Hausmeister" darum kümmern. Als ich das in der Dusche nun feststellen musste, war mir sofort klar, dass ich dann auch auf mein funktionierendes Telefon hier noch lange warten kann. Naja, jedenfalls habe ich schon mit meiner Freundin telefoniert, natürlich mit meinem blöden Handy, das mir in den Ohren weh tut. Sie soll mir dann am Wochenende Werkzeug mitbringen und im Baumarkt hier um die Ecke besorge ich mir dann den Fugenmörtel und das nötige Silikon. Es ist hier fast so wie bei mir zu Hause. Um alles muss ich mich selbst kümmern. Oder gehört das vielleicht zu einer etwaigen „versteckten" AD(H)S-Therapie? Wer weiß das schon. Möglich ist ja bekanntlich alles.

Wenn man mich hier nicht ernst nimmt, kommt mein Blut sofort „in Wallung". Kein Wunder also, dass ich mir ständig die Ohren zuhalten muss, um den starken Ohr-Druck in diesen für mich stressigen Situationen etwas kompensieren zu können. Dabei kann ich auch in mich gehen und überprüfen, wie stark „das Nichts" mein Gehör in diesen Momenten beeinträchtigt. Für einen kleinen Moment gibt mir dieses „Ohrenzuhalten" eine gewisse Entlastung. „Das Nichts" hat sehr viel mit meiner inneren Anspannung zu tun und ich kann es nur kontrollieren, wenn ich gewissen Situationen systematisch aus dem Weg gehe. Nur, wie mache ich das meinem Therapeuten klar?

Vielleicht sollte ich einmal auf eigene Faust eine Klangeinzeltherapie in der Klangröhre versuchen. Das Problem ist nur, dass man auf derartige Termine so 3-4 Wochen warten muss und dass die zuständige Therapeutin derzeit wohl einen Krankenschein hat. Also schminke ich mir diese sicherlich guttuende Abwechslung gleich einmal ab und gehe auf eigene Faust ins Thermalbad im Nachbarort.

Manchmal wünsche ich mir in diesen Tagen, einmal wieder weinen zu können. Dies tat mir immer sehr gut und dabei konnte ich neue Kraft schöpfen. Der innere und aufgestaute „Druck" bzw. das ständige „Unter-Strom-Stehen" wurde mir dann für einige Zeit genommen und ich fühlte mich danach sofort besser. Seit ich allerdings dieses gut verträgliche Psychopharmaka-Präparat einnehme, bin ich emotional total abgestumpft. Es macht sich dann häufig eine Art „scheißegal"-Gefühl in meinem Kopf breit. So ein Gefühl emotionaler Gleichgültigkeit. Und dabei bin ich ein wirklich sensibler und höchst emotionaler Mensch. Diese Gefühle wurden mir jedoch mit der Medikation genommen.

Obwohl mein Therapeut mich nicht weiterbringt, mag ich es, mich mit ihm zu unterhalten. Auf eine gewisse Art finde ich ihn sehr sympathisch. Es macht mir auch große Freude, ihn zu seinem Job und seinen beruflichen Plänen auszufragen. Aber dafür bin ich eigentlich nicht hier. Aber er tut mir dennoch gut, irgendwie.

Erkenntnis des Tages: *Das „Nichts" ist mein Freund!*

8. Kapitel

Der Ernst des Lebens

Die Berufswahl des Kindes ruft die Eltern immer sofort auf den Plan. Natürlich war dies auch in meinem Fall so. Eltern möchten meist ihre eigenen im Leben nicht realisierten Träume und vor allem Berufswünsche durch ihre Kinder ausleben. Wie bereits erwähnt, war es meinem Opa und auch meiner Mutter sehr wichtig, eine Banklehre zu absolvieren. Die erste Hürde hierfür hatte ich ja mit einem höheren Bildungsabschluss (Fachabitur) und einem Notendurchschnitt von 1,7 genommen. Nun wurde ich für die Eignungstests fit gemacht. Meine Mutter besorgte mir eine Vielzahl von Testmaterial und ich hämmerte mir mehr oder weniger diesen Blödsinn kurzfristig in den Schädel nach meiner altbewährten Methode. Nachdem ich es dann in die engere Wahl geschafft und somit auch einen entsprechenden Termin zum Vorstellungsgespräch bei einem Kreditinstitut in unserem Landkreis hatte, war die Sache für mich schon so gut wie gelaufen. Also man kann mir wirklich nicht nachsagen, dass ich nicht genau in dem Moment, wenn's darauf ankommt, die richtige Wortwahl, den richtigen Takt und das entsprechende Einfühlungsvermögen wie auf Abruf parat habe. Ein kurzer, kategorisierender und prüfender Blick in mein Gegenüber beflügelt mich dann plötzlich zu ungeahnten und besonders beeindruckenden und kreativen Dialogen.

Ich habe mir übrigens gestern in der Fußgängerzone ein kleines Notizbüchlein inklusive eines Mini-Minenbleistifts gekauft, quasi als iPhone-Ersatz. Hier kann ich jetzt ständig meine plötzlichen Gedankengänge auf einem gebleichten und karierten Papier sammeln und manifestieren. Dann hört auch endlich einmal das Gekritzel auf unzähligen Zetteln und Post-its in meinem Zimmer auf.

Nun gut, nachdem ich mir dann den Ausbildungsplatz zum Bankkaufmann gesichert hatte, durchlief ich dort in den folgenden 2 Jahren alle Abteilungen eines modernen Kreditinstitutes. Anfangs versuchte ich mich krampfhaft unterzuordnen und einen „ernsten" Eindruck von mir zu vermitteln. Dort war alles ziemlich steif und verkrampft. Und so war ich nun ja wirklich gar nicht. Und dann noch diese Nadelstreifenanzüge, vor allem der Auszubildenden. Es war schon sehr lächerlich und ab und zu musste ich sogar über mich selbst lachen. Eine völlig andere Welt eben. Man musste auf Kommando „ernst" sein. Lustig fand ich zumindest die „Schneeballschlachten" mit 100.000,– DM-Bündeln in unserem Haupttresor mit den anderen Azubis, die sich das in den von der Obrigkeit unbeobachteten Momenten trauten. Das tut verdammt weh, wenn man so einen 100.000,– DM-Klumpen am Kopf spürt. Damals waren die „Kollegen" offenbar noch in der Lage, ebenfalls über diese Albernheiten zu lachen. Heute sind die meisten von ihnen selbst in Führungspositionen dieser Bank etabliert. Diese steife Gesellschaft bis ans Ende meiner Tage blieb mir gottlob auf meinem weiteren Lebensweg erspart.

In der „Bankfachklasse" war ich plötzlich auch nicht mehr der „Klassenclown", also der Schüler, der die Hitliste der Klassenbucheinträge anführt. Es herrschte dort eine ganz andere Atmosphäre und ein ganz anderer Ton und auch ein regelrechter Konkurrenzkampf zwischen den angehenden „Bankern". Jedenfalls war es nicht meine Welt, soviel ist sicher. Das Lachen war mir dort schnell vergangen.

Als aktiver Widerständler gegen das neu errichtete französische Kernkraftwerk „Cattenom“ (später auch gegen die Atompolitik von Jacques Chirac) wurde ich übrigens 1986 von der französischen Gendarmerie kurzzeitig festgehalten und verhört. An die ungepflegten Polizisten mit den gelben Zähnen kann ich mich noch bestens erinnern.

Nach erfolgreicher Banken-Quälerei mit entsprechendem Abschluss ging ich dann erst einmal zur Bundeswehr.

„Lieber tot als Roth“ war die Devise: Es verschlug mich in die Otto-Lilienthal-Kaserne nach Roth bei Nürnberg zur Grundausbildung bei der Luftwaffe.

Wer schon einmal bei der Bundeswehr war, kann sicherlich nachempfinden, wie es mir dort, zumindest in den ersten 3 Monaten, ergangen ist.

Schlimmer noch als in der Schule muss man sich dort respektvoll den so genannten „Vorgesetzten“ unterwerfen. Das Problem ist dabei nur, dass dieses „Ausbildungspersonal“ von unserem Schöpfer in intellektueller Hinsicht meist spärlich ausgestattet wurde. Ich möchte hier wirklich niemandem zu nahe treten, aber dies ist nun einmal eine Tatsache, derer man sich beim Bund als einigermaßen gebildeter Mensch sehr schnell bewusst wird.

Dieser Erkenntnis hatte ich es wohl auch zu verdanken, dass ich dort wirklich nichts zu lachen hatte. Hier spielte ich wieder den „Klassenclown“ und setzte mich über die „Befehlshaber“ oftmals hinweg. Kaum ein Fettnäpfchen ließ ich aus und musste dann auch an den meisten Wochenenden als erzieherische Maßnahme die Mannschaftstoiletten schrubben, während meine Kameraden erfolgreich die sog. „Nato-Rallye“ zum Nachhausefahren bestritten.

Wenn ich mich hier „in der Anstalt“ nicht ständig diszipliniere, vergesse ich wirklich alles. Jetzt habe ich zum wiederholten Male vergessen, mich mit Getränken einzudecken und es ist schon wieder 21:34 Uhr. Verdammt! Verdammt!

Nach der Bundeswehrzeit bewarb ich mich spontan auf eine Stelle bei einer Saarbrücker Investitionskreditbank. Hier wurde zwar primär ein Diplom-Kaufmann für die Kreditüberwachung gesucht, aber da ich mir damals schon so ziemlich alles zugetraut hatte, musste ich es ja bekanntlich nur bis zum Vorstellungsgespräch schaffen. Hier hatte ich dann ein „Déjà-vu-Erlebnis“ und der Job war mir sofort sicher.

Da dieser Job mich leider nicht sonderlich forderte und ich meist nur langweilige Verwendungsnachweise von diversen Fördermittelprogrammen überprüfen musste, erwarb ich mit meinen 22 Jahren kurzerhand ein Baugrundstück zum Bau eines 6-Familien-Wohnhauses. Von einem Freund hatte ich erfahren, dass man im Rahmen des sozialen Wohnungsbaues dort pro qm gebauter Wohnfläche einen nicht rückzahlungspflichtigen Zuschuss i. H. v. 700,– DM erhält. Bei rd. 500 qm, die ich also bauen wollte, waren das immerhin satte 350.000,– DM geschenktes Geld vom Staat. Das konnte ich mir natürlich nicht entgehen lassen. Auch kaufte ich kurzentschlossen ein Mehrfamilienhaus in Neunkirchen-City, baute es entsprechend um und vermietete dann anschließend 5 Wohnungen. Währenddessen versuchte ich mich bereits zwischenzeitlich als Autohändler bei diversen internationalen Automobilauktionen für Sammlerfahrzeuge.

Anfang der 1990er Jahre waren übrigens derartige Hausfinanzierungen, auch ohne Eigenkapital, noch problemlos möglich. Man benötigte lediglich ein aussagekräftiges und schlüssiges Konzept und einen sicheren Arbeitsplatz. Und natürlich musste man bei den entsprechenden Finanzierungsgesprächen eine gewisse Überzeugungsarbeit leisten. Und das war ja eine meiner leichtesten Übungen.

Zwischendurch flog ich in jener Zeit und meist an den Wochenenden (zum Leidwesen meines konservativen Chefs) noch mehrmals geschäftlich in die USA und versuchte mich hier dann auch noch als Importeur für klassische Automobile und exotische Sportwagen aufgrund des damals niedrigen Dollar-Wechselkurses und der anhaltenden europäischen Nachfrage nach derartigen Sammlerkarossen. Nicht selten war ich damals von Freitag auf Sonntag rd. 35.000 km unterwegs.

Bis heute stehen noch in Norfolk (Virginia) ein Opel GT und ein Mercedes Ponton 220 S, die ich damals einfach aus den Augen verloren und für die ich seinerzeit 5.000,– US $ gezahlt hatte.

Neben meines Auto- und Motorradführerscheins musste ich (ohne erkennbaren Grund) zwischendurch auch noch meinen Sportbootführerschein für Binnengewässer absolvieren.

Noch bis zum 30.06.1991 hielt ich es bei meinem damaligen Arbeitgeber aus und kündigte dann kurzentschlossen meine unbefristete Stellung fristgerecht zu diesem Termin. Ich war der geborene Multiunternehmer und meiner Sache schon damals sehr sicher.

9. Kapitel

Wenn die Seele heilen muss

Gestern Abend konnte ich nicht einschlafen. Trotz Schlafmittel wälzte ich mich stundenlang im Bett hin und her. Was mich beschäftigte, war die Frage, was ich hier in der „Anstalt" überhaupt mache. Mit keiner Therapie kann ich mich hier identifizieren und mein Einzeltherapeut ist zu einer anderen Klinik gewechselt. Meine neue Therapeutin muss sich erst einmal einen Überblick über meine Beschwerden verschaffen und obwohl ich ihr umfangreiches „Schriftmaterial" in Form verschiedenster Briefe und Stellungnahmen, in denen ich mich kurz vor meinem Zusammenbruch sehr emotional erregt präsentiere, zur Verfügung stelle, scheint es sie trotz meines fast krampfhaften Bemühens zur Lösungsfindung nicht sonderlich zu interessieren. Außerdem hat sie hier in der Klinik nur eine Halbtagsstelle und findet offenbar kaum Zeit, sich intensiv um die Belange der Patienten wie mich zu kümmern. Dabei hätte dies meiner Meinung nach die höchste Priorität. Es ist nicht ihre Schuld, es liegt offenbar an dem ganzen Therapiekonzept, an dem ganzen System dieses Hauses, welches nicht speziell individuell, sondern eher allgemeinpsychosomatisch abgestellt ist. Insofern kann ich ihr nicht einmal einen Vorwurf machen. Man nimmt sich hier offenbar nicht die Zeit für individuelle Lösungen. So empfinde ich dieses nach fast 2 Wochen Aufenthalt. Mal sehen, ob sie überhaupt einmal in meine Gefühlswelt eintauchen möchte, indem sie meine Schriften liest.

Den so aufgestauten Frust habe ich heute Morgen in der Arztvisite (7 Minuten Zeit pro Patient lt. Patientenplan für 17 Patienten) ablassen müssen. Danach fühlte ich mich allerdings nur bedingt besser. Man sicherte mir zu, dass man mit diesem Einheitskonzept auch Patienten wie mich erreichen wird, früher oder später.

In der darauffolgenden Sportstunde hatte ich meine AD(H)S-typischen Emotionen erneut nicht unter Kontrolle. Der sogenannte „Sporttherapeut“, ein gewisser Herr Müller, nahm meine Anwesenheit, wie immer, überhaupt nicht wahr. Er kam in die Sporthalle herein und begann sofort – ohne Worte – mit einer Mitpatientin Badminton zu spielen. Und weil dies immer so abläuft und jeder Patient sich selbst überlassen ist, und sich deswegen auch viele andere und vor allem „neue“ Patienten im Speisesaal schon hierüber beschwert hatten, vermischte sich plötzlich mit meinem Frust meine gesamte Wut über diesen unverschämten und unfähigen Herrn M., sodass ich ihn mir, ohne großartig darüber nachzudenken, einmal ordentlich vorknöpfen musste. Ich trat vor ihn und schrie ihn an und fragte ihn, ob er noch ganz „gescheit“ im Kopf sei, hier alle Patienten zu ignorieren und diese sich dann selbst wortlos zu überlassen. Seine Reaktion gipfelte anschließend in der Aussage: „So ist das eben hier.“ Am liebsten hätte ich ihn in diesem Moment vor all den anderen „körperlich traktiert“, ich konnte allerdings gerade so noch davon ablassen. Unbeeindruckt spielte er seelenruhig weiter und die Situation ging ihm sichtlich „sonst wo vorbei“.

Auch eine sofortige Beschwerde bei der Klinikleitung über diesen „Rüpel“ brachte mir keine emotionale Erleichterung. Meine psychosomatischen Beschwerden (Ohr-Druck & „das Nichts“) waren nach 2 Wochen völlig außer Kontrolle.

Eine ähnliche Situation erlebte ich einmal bei einer „Kaffeefahrt“ ins Phantasialand nach Brühl. Dort hatte ich meine Emotionen ebenfalls nicht unter Kontrolle. Damals hatte sich der Busfahrer während der Fahrt über einen zu spät gekommenen Fahrgast lautstark beschwert. Es handelte sich um einen deutschen Spätaussiedler, der der deutschen Sprache nur bedingt mächtig war und somit offenbar den Abfahrtstermin um wenige Minuten verpasst hatte. Dieser Busfahrer pauschalisierte diesen Vorfall und zog in antisemitischer Weise plötzlich über „alle Ausländer“ her und titulierte sie pauschal als „Schmarotzer“, die sich auf Kosten unseres Staates hier aushalten lassen. Er bezog diese Bemerkung damals auch auf den zu spät gekommenen Spätaussiedler mit deutschem Pass. Plötzlich sprang ich dann in dem vollbesetzten Bus von meinem Platz auf und knöpfte mir den Busfahrer am Lenkrad persönlich vor. Ich war damals sehr ungehalten und beschimpfte den Fahrer äußerst lautstark aufgrund seiner pauschalisierten ausländerfeindlichen Aussagen. Danach wurde es sehr still im Bus und ich setzte mich wieder auf meinen Platz.

Es ist schon erstaunlich, dass sich offenbar nur wenige Menschen über derartige Situationen so aufregen können wie ich. AD(H)S könnte man durchaus wie folgt übersetzen: (**A**)nders (**D**)enken, (**H**)ören und (**S**)ehen.[1]

Diese Eigenschaften können allerdings in einer Partnerschaft auch schnell zu Komplikationen und handfesten Konflikten führen. Ich stehe immer noch im Schatten Deines Todes. Ich habe versucht, dieses schreckliche und unfassbare Ereignis, so gut es ging, immer und immer wieder zu verdrängen. Aber hier in der „Anstalt“ hat man mir diese Illusion des erfolgreichen „ständigen Totschweigens“

[1] In Anlehnung an www.ads-bei-erwachsenen.de

nun endgültig genommen. Ich war schon ziemlich lange nicht mehr an Deinem Grab, und das hat seinen Grund. Vor gut 7 Jahren hattest Du mich und unseren lieben Sohn (damals erst 8) durch Deinen plötzlichen und brutalen Selbstmord in eine tiefe „Schockstarre" versetzt, von der wir beide uns offenbar bis heute nicht wieder erholt haben. Sicherlich hattest Du in diesem Moment, wenn auch für uns beide nicht nachvollziehbar, Deine Gründe, aber Du hast uns beide dadurch sehr großes Leid erfahren lassen. Unser Sohn hat viel von Dir, und wenn ich ihm in die Augen schaue, dann erinnert er mich ständig an dieses schreckliche unüberwindbare Leid. Du hattest früher oft zu mir gesagt, ich solle mich ändern und mich nicht ständig erfolgsorientiert beruflich neu entdecken. Aber dies war eben schon immer meine Art, meine innersten Emotionen und Wahrnehmungen erfolgreich zu kompensieren und mir durch diese unglaublich vielen, teilweise auch risikobehafteten Aktivitäten eine gewisse „Erleichterung" und „Befriedigung" zu verschaffen. Du warst da völlig anders, eher ängstlich und konservativ orientiert. Du hattest nie meine geschäftlichen Erfolge gewürdigt, gleichgültig, wie groß sie auch waren. Und ich hätte diese „Anerkennung" vor allem von Dir – mehr als von jedem anderen Menschen – gebraucht. Das, was mich immer beflügelt hat, hat Dich im Laufe unserer Ehe offensichtlich zermürbt. Ich werde mir wohl niemals verzeihen können, dass ich Deine Situation am Ende nicht richtig einschätzen konnte.

Schon immer fühlte ich mich als einen Menschen ohne greifbares, endliches Ziel vor Augen. Gerade angekommen, musste ich schon wieder los. Und ich würde mir wünschen, mit professioneller Hilfe einmal ankommen zu können. Seit heute kann ich endlich wieder weinen. Vielleicht ist das der erste Schritt. Ich würde es mir wünschen. Ich würde mir wünschen, endlich anzukommen.

10. Kapitel

Planlos im Allgäu

Neues Spiel, neues Glück. Heute war wieder eine große Visite in der Klinik. Etwa 20 Patienten werden da bekanntlich im „5-Minuten-Takt" durch das Zimmer des Professors geschleust. Anwesend sind dabei der (die) Einzeltherapeut(in), ein Arzt sowie eine Krankenschwester und natürlich der Professor. Offenbar benötigt die Klinik dieses massive Personalaufgebot für die großzügige Rechnungserstellung für die private „Krankenversicherungsabzocke", denke ich mir. Im Wesentlichen läuft dies dann so ab, dass der Herr Professor von den vorgegebenen 5 Minuten etwa 3 Minuten in den Patientenunterlagen blättert und dann in einer Art „Aha -Erlebnis" eine konkrete Anweisung für eine entsprechende Therapie bzw. Medikation gibt.

Der Professor war sich wohl an diesem Tag darüber einig, dass man es in meinem Fall mit einer PTSD (Posttraumatischen Belastungsstörung) und einer ausgeprägten AD(H)S zu tun habe, welche meine körperlichen Beschwerden in Stresssituationen auslösen.

Es ist schon sehr bemerkenswert, dass man 3 Tage vor Ablauf der Kostenzusage meiner Krankenversicherung endlich einmal eine konkrete Diagnose gestellt haben will. Immerhin sind bis heute schon rd. 7.500,– EUR, meiner Meinung nach völlig unsinnige Kosten, „produziert" worden.

Ein intensiver Blick in meine umfangreiche Krankenakte hätte allerdings bereits am Tag meiner Einlieferung zu diesem Ergebnis führen müssen. Stattdessen musste ich bisher zahlreiche EKGs, Blutuntersuchungen sowie körperliche Untersuchungen über mich ergehen lassen. Dass ich als aktiver Hubschrauberpilot erst kürzlich einen sehr intensiven körperlichen Gesundheitstest habe über mich ergehen lassen müssen, scheint hier allerdings niemanden zu interessieren. Ebensowenig meine umfassenden Blutuntersuchungen der letzten Monate (hatte ich allesamt dabei) sowie CT- und Kernspin-Ergebnisse usw. Mein körperlicher Gesundheitszustand ist so ziemlich das einzige, was wirklich 100 % in Ordnung ist. Aber das alles wusste ich ja bereits, bevor ich hier herkam.

Der Herr Professor legte auch Wert auf die persönliche Feststellung, dass mein behandelnder Psychiater im Saarland einer der führenden AD(H)S-Spezialisten sei. Bei unserer letzten Unterredung kannte er ihn überhaupt nicht. Das kam mir nun etwas seltsam vor.

Hier in der Klinik weiß „die linke Hand nicht, was die rechte tut". An meinem ersten Tag führte ich ein Gespräch mit dem leitenden Oberarzt. Dieser wollte dann in den darauffolgenden Tagen weitere umfangreiche AD(H)S-Tests durchführen lassen. Bis heute warte ich allerdings noch darauf.

Vorgestern konnte ich meine neue Therapeutin davon überzeugen, dass ich nun endlich einmal Entspannungsübungen machen darf. Leider ist dies wohl auch wieder „Schnee von gestern". Ich bin gespannt, wie viele Wochen es noch dauert, bis ich hier endlich einer *gezielt ausgerichteten Einzeltherapie* zugeführt werde. Dies gilt auch für eine angemessene AD(H)S-Medikation. Wie bereits erwähnt, hat meine neue Therapeutin, wie alle anderen hier, nur eine Halbtagsstelle. Und bis sich dann etwas „bewegt", das kann eben dauern. Ich für meine Person habe mich seit heute gänzlich von all den ganzen Gruppen-Therapien verabschiedet. Ich möchte jetzt endlich Erfolgserlebnisse verbuchen können.

Ich befürchte allerdings, dass meine Einzeltherapeutin überhaupt keine PTSD-Zusatz-Ausbildung (PTSD = Posttraumatische Belastungsstörung) hat. Wenn ich mit dieser Vermutung richtig liege, wäre sie dann gar nicht in der Lage, mich therapeutisch weiter zu betreuen.

Im Speisesaal habe ich von Christof erfahren, dass von all den Ärzten hier im Hause offenbar nur ein einziger mit AD(H)S vertraut ist. Christof musste sich auch erst 4 Wochen hier vorarbeiten, bis er es endlich mit problemspezifischen „Fachleuten" zu tun hatte. Nachdem ich jetzt also bereits knapp 3 Wochen hier bin, muss ich mich selbst um ein „Vorankommen" bemühen. Leider ist der von Christof angesprochene Arzt heute nicht im Hause. Ich werde dann einmal den Professor erneut aufsuchen müssen.

Gestern Morgen habe ich erstmals seit 5 Monaten die Einnahme meiner Antidepressiva-Tabletten vergessen. Leider muss man hier zu den Tabletten-Ausgabe-Zeiten zur Medikamentenausgabe laufen. Zu Hause hatte ich die Tabletten immer vor meinen Augen, hier muss ich mir Zettel schreiben.

Ich habe dem Professor gesagt, dass ich dieses Spiel nur noch eine sehr begrenzte Zeit mitmachen werde. Ich habe ihm auch gesagt, dass ich ab heute den Eindruck einer individuellen und störungsspezifischen Betreuung (wie im Klinikprospekt angepriesen) haben möchte. Und wenn es der Klinik nicht innerhalb einer Woche gelingt, meinen bisherigen Eindruck zu revidieren, dann werde ich diese verlassen und mir eine andere suchen. Dies habe ich dem Professor unmissverständlich klargemacht.

11. Kapitel

Die wilden 90er

Nach meiner Kündigung bei der Saarbrücker Bank war ich „offiziell" erst einmal arbeitslos. Von einem guten Bekannten erwarb ich allerdings bereits Anfang 1992 ein weiteres Mehrfamilienhaus und baute es in der Folge für die Unterbringung von Asylbewerbern um. Die erforderlichen finanziellen Mittel besorgte ich mir trotz meiner „Arbeitslosigkeit" durch einen besonders geschickten Schachzug. Noch bevor meine Investition finanziell abgesichert war, handelte ich bereits im Vorfeld mit der Stadtverwaltung am Standort meiner neuen Immobilie einen äußerst lukrativen Mietvertrag aus für die Unterbringung von rd. 33 Asylbewerbern in dieser von mir bereits gekauften, aber noch nicht finanziell abgesicherten Immobilie. Der damalige Unterbringungssatz betrug pro Asylbewerber gut 300,– DM, somit fast 10.000,– DM pro Monat. Auch auf einen mehrjährigen Mietvertrag mit anschließender Renovierungsklausel ließ man sich aufgrund meines Verhandlungsgeschickes ein. Dies überstieg meinen Kapitaldienst für die Gesamtinvestition meines Vorhabens um rd. 75.000,– DM pro Jahr. Ich konnte also mit nur einer einzigen Immobilie etwa 3-mal so viel im Jahr verdienen wie mit meinem vorherigen Bank-Job. Natürlich überzeugten diese Argumente auch meine Hausbank, und weil meine anderen beiden Projekte in dieser Zeit ebenfalls sehr gut liefen, war mir sofort klar, dass ich dieses Geschäft zur Kapitalmaximierung noch länger betreiben müsse.

Ich mochte diese gastfreundlichen Afrikaner sehr und zum Leidwesen meiner damaligen Nachbarn war dort auch immer etwas los. Die konnten wirklich noch zünftige Familienfeste feiern mit richtig „Ramba-Zamba" und viel „Trommelmusik". Allerdings waren mir die Essens- und Kochgewohnheiten dieser Leute etwas befremdlich. Sie kauften immer ganze Rinderhälften beim Schlachter, zerlegten das Rind dann in der Gemeinschaftsküche und verwerteten dann auch wirklich alles von dem Tier in einem großen, runden Kochtopf, verteilt auf mehrere Herdplatten und Öfen. Die Gastfreundlichkeit dieser Leute war ausnahmslos immer herzlich und zuvorkommend. Zum Essen bin ich allerdings nie geblieben. Anfangs dachten sie, ich sei der Hausmeister: „Du Hausmeister, du musse mir Satellitenschüssel machen." Irgendwann sagte ich dann: „Ich nix Hausmeister, ich Chef!" Dann war die Sache erledigt und die Stadtverwaltung regelte dann das Problem mit der „NASA".

Lästig empfand ich während dieser Zeit nur die mir vom Arbeitsamt auferlegte kaufmännische Fortbildungsmaßnahme. Als gelernter Bankkaufmann war das jedenfalls ein Rückschritt für mich. Ich koordinierte daher mehr oder weniger gezwungenermaßen meine Baustellen über ein Mobilfunktelefon der 2. Generation aus meinem Klassensaal. Schließlich wollte ich mir ja auch mein „Arbeitslosengeld" nicht entgehen lassen. Rd. 20 Jahre später sollte ich dann dieses komplette Wohn- und Geschäftshaus (in dem die Schulungen des Arbeitsamtes damals stattfanden) ebenfalls käuflich erwerben. Hierzu später mehr.

Mit rd. 1,9 Mio. DM Verbindlichkeiten stand ich nun bei meinen Banken mit meinen 25 Lenzen in der Kreide, fuhr einen kostspieligen Cabrio-Klassiker von Mercedes und war offiziell „arbeitslos". Heutzutage ein undenkbarer Vorgang.

Da mir der „Zirkus" mit dem Arbeitsamt irgendwann zu blöd war, gründete ich 1993 ein gewerbliches Wohnungsbauunternehmen in der Rechtsform einer GmbH und betrieb dieses dann parallel zu meinen privaten Immobiliengeschäften. Mehrere Wohnanlagen plante und erstellte ich in der Folge mit diesem Unternehmen in Eigenregie und verkaufte die damals sehr gut ausgestatteten Eigentumswohnungen nach den Wünschen meiner Kunden. Ab 1994 gründete ich darüber hinaus noch einen mehrfachen Handwerksmeisterbetrieb (4 Meistertitel), ebenfalls in der Rechtsform einer GmbH, und war somit in der Lage, meine eigenen Immobilienprojekte auch handwerklich selbstständig durch meine „Tochterfirma" abzuwickeln. In der Spitze waren damals rd. 25 Mitarbeiter in meinen Unternehmen einschließlich der Konzessionsträger für meine „4 Meistertitel" tätig. Ich eignete mir in jener Zeit viele handwerkliche Fähigkeiten an und benötigte hierzu auch keine Architekten.

Ich war damals so in meine privaten und geschäftlichen Immobilienunternehmungen eingespannt, dass ich sogar am 13.05.1994 zu spät zu meiner eigenen Hochzeit erschien. Etwa 10 Minuten vor der standesamtlichen Trauung befand ich mich noch auf einer meiner Baustellen und gab meinen Mitarbeitern Anweisungen. Es fiel mir damals schon sehr schwer, mich von meiner Arbeit loszureißen und ich war auch kaum in der Lage zu delegieren.

Mein Arbeitsdrang kannte keine Grenzen. Ob es um eine auszuarbeitende Baubeschreibung für meine Kunden oder eine kniffelige statische Angelegenheit auf der Baustelle ging, ich war immer sofort einsatzbereit und präsent und erledigte immer sofort alle anfallenden Arbeiten, unabhängig von Tageszeit oder Wochentag. Ich kannte keine geregelten Mahlzeiten, keinen Feierabend, keine Wochenenden, keine Feiertage. Heute kann ich verstehen, wie frustriert meine Frau in jenen Tagen über diese Situation gewesen sein muss. Ich kannte nur meine Arbeit und nichts war mir dabei gut genug und auch nichts war mir zu viel. Mein Perfektionismus trieb mich unaufhörlich an.

Und wenn ich nicht auf den Baustellen oder in meinem Büro war, dann werkelte ich an unserem Privathaus herum.

Und das alles, obwohl ich diese Tätigkeiten niemals gelernt hatte. Aber was mir für das Erreichen meiner gerade aktuellen Ziele von Interesse erschien, eignete ich mir auf meine Art und Weise auch an.

Durch den gewinnbringenden Verkauf meiner privaten „Asylantenburg" gönnte ich mir 1994 einen Ferrari, den ich u. a. neben vielen weiteren Sportwagen und Automobil-Klassikern heute noch besitze. Dies gilt natürlich auch für mein

Mercedes-Cabrio von 1966, welches ich 1990 einer ehemaligen Kampfpilotin der US-Air-Force (damals verheiratet mit einem Regisseur aus Hollywood) in Monterey (Kalifornien) „abgeschwatzt“ hatte. Ich punktete damals mit meinen Kenntnissen über das von ihr in den 1960er Jahren geflogene Flugmuster Lockheed F-104 („Starfighter“). Diese Herrschaften wohnten direkt am Pazifik in einer Villa mit privatem Golfplatz am berühmten „Old-17-Mile-Drive“ in einer abgesperrten, privaten und überwachten Anlage. Der Wagen war übrigens 1966 ein Hochzeitsgeschenk ihres Mannes. Später in Deutschland fand ich dann einen handgeschriebenen Zettel von ihr im Handschuhfach des Wagens, auf den sie geschrieben hatte, dass ich gut auf den Wagen aufpassen sollte. Ach ja, unter dem Beifahrersitz fand ich einige Jahre später eine Visitenkarte aus „Beverly Hills“.

1996 kriselte es dann erstmals in einem meiner Wohnungsbauunternehmen und ich musste den geschäftlichen Verlust von rd. 300.000,– DM mit privaten Mitteln „auffangen“.

Eine Insolvenz kam für mich aus Gründen der Ehre niemals in Frage.

Hiervon unbeeindruckt fokussierte ich meine Aufmerksamkeit wiederum auf staatlich zuschussfähige Neubauprojekte. 1996 bis 1999 erstellte ich kurzerhand dann nochmals 3 private Mietwohnanlagen mit insgesamt 15 Wohnungen und kassierte abermals rd. 1 Mio. DM vom Staat, wobei dann die gesamten Baukosten von rd. 3 Mio. DM bereits zu einem Drittel abgedeckt waren.

1996 eröffnete ich parallel hierzu noch ein italienisches Eiscafé und zusätzlich ab 1997 finanzierte und produzierte ich auch noch ein erfolgreiches Musikprojekt mit einem befreundeten Profimusiker mit nationalen Erfolgen Mitte der 80er Jahre.

Bis zum Ende des Jahrzehntes hatte ich mich also, mehr oder weniger erfolgreich, in vielerlei Hinsicht beruflich und privat engagiert.

12. Kapitel

Genetischer Fingerabdruck

Ich habe endlich meine Dusche in meinem Zimmer hier im „Hotel zur lockeren Schraube“ repariert. Das Werkzeug und das Material dazu habe ich mir organisiert. Hier um die Ecke gibt’s einen Baumarkt. Nun kann ich endlich zufrieden duschen.

Wie ich bereits im 3. Kapitel erwähnt habe, hat AD(H)S meist eine genetische Komponente. In meiner Familie reichen die Auffälligkeiten zurück bis zu meiner Oma väterlicherseits. Meine Oma ist erst vor wenigen Jahren im gesegneten Alter von fast 96 Jahren verstorben. Zuletzt wollte sie auch nicht mehr länger leben und lehnte daraufhin auch die Aufnahme von Nahrung jeglicher Art kategorisch ab. Sie war der Meinung, dass sie nun endlich, nachdem sie meinen Opa um fast 20 Jahre überlebt hatte, zu ihm heimkehren solle. Wir alle hatten das so wohl auch akzeptiert. Sämtliche Familienmitglieder hatten allerdings einzeln nochmals unmittelbar vor ihrem Ableben die Gelegenheit, sich von ihr zu verabschieden, und das waren wirklich sehr viele. Mindestens 25 Enkel und Urenkel und natürlich auch ihre 5 Kinder. Es würde mich also nicht wundern, wenn in meiner Verwandtschaft noch weitere AD(H)S-Auffälligkeiten in deren Familien gelegentlich zu beobachten wären.

Neben meinem Vater, welcher definitiv sehr große Auffälligkeiten einer ausgeprägten Hyperaktivität vorzuweisen hat, würde ich auch zumindest einem seiner Brüder ähnliche Auffälligkeiten zuschreiben.

Ich kann hier allerdings primär nur für meinen Vater, meinen Sohn und für mich sprechen.

Meine Oma strotzte immer vor Energie. Sie hatte ein derart lautes „Organ", dass man von ihrem aufbrausenden Gerede und ihren spektakulären Geschichten, welche sie immer auf Lager hatte, regelrecht „Ohrensausen" bekam. In der Wohnung rannte sie immer wie von der Tarantel gestochen hin und her und tischte uns alle möglichen „Fressalien" auf, wenn wir sie besuchten. Bei ihr wurde es jedenfalls nie langweilig.

Mein Vater ist jedoch ein völlig anderes Kaliber. Über ihn könnte ich stundenlang erzählen. Wenn man seinen eigenen Erzählungen Glauben schenken mag, dann war seine Schulzeit eine einzige Katastrophe. Und dies nicht nur für ihn, sondern vielmehr für seine damaligen Lehrer, die sich an ihm wohl die Zähne ausgebissen haben müssen.

In diesem Moment muss ich gerade wieder an Christof denken, ist es ihm ja genauso ergangen.

„Ich habe in der Schule nur Blödsinn gemacht, fast nur gelacht, nichts mitbekommen und fast täglich meine Stockschläge auf den ‚Allerwertesten' kassiert." Das war der Tenor seiner schulischen Reflexion. Und dies kann ich mir bei ihm auch wirklich sehr gut vorstellen.

Mein alter Herr ist das Musterbeispiel eines besonders auffälligen Individuums. Sein Terrain ist die Lebensbühne, die er auf seine spezielle Art jeden Tag aufs Neue für sich und seinen spontanen Blödsinn nutzt.

Ob er kurzentschlossen nur mit T-Shirt und Unterhose bekleidet zu ALDI einkaufen geht oder mit seinem selbstgebastelten „Fahrrädchen", welches die Größe eines Dreirades für Kinder im Vorschulalter hat, in der Stadt spazieren fährt, Hauptsache immer auffallen, das ist seine Devise.

Mein Vater ist jetzt 71, dies sieht man ihm allerdings nicht an. Genauso gut könnte er noch als Ende 50 durchgehen. Immer braungebrannt und immer einen Ohrring im Ohr. Und jetzt ist er schon 18 Jahre in Rente. Die Arbeit hatte ihm einfach keinen Spaß mehr gemacht. Dies führte später bei ihm zu massiven psychischen Problemen, die in einer Berufsunfähigkeit endeten.

Mein Vater ließ sich so um 1971/1972 von meiner Mutter scheiden. Damals sah das Scheidungsrecht noch die Möglichkeit vor, die Kinder unter den Beteiligten untereinander aufteilen zu lassen. Dies hatte zur Folge, dass ich bei meiner Mutter und mein 2½ Jahre jüngerer Bruder bei meinem Vater aufwuchs.

Der Grund, warum ich dies erwähnenswert finde, ist folgender:

Mein Vater hatte sich mir gegenüber einmal geäußert, dass er, wenn er damals nicht sofort wieder eine andere Frau gefunden hätte, mit der Erziehung meines Bruders völlig überfordert gewesen wäre. Er äußerte sich wörtlich: „Ich wäre verrückt geworden, wenn ich in dieser Situation mit dem Kind nicht sofort eine andere Frau gefunden hätte". Aufgrund seiner AD(H)S-Problematik ist dies für mich absolut nachvollziehbar.

Nach seinem Berufsleben als Schichtarbeiter entdeckte mein Vater sein Interesse am Akkordeonspielen. Er selbst sagt dazu immer „Schifferklavier" oder „Quetschkasten". Das Spielen darauf hat er sich selbst beigebracht. Innerhalb kürzester Zeit war er darin so fit, dass er heutzutage sogar gelegentlich als Alleinunterhalter bei Familienfeiern über Zeitungsinserate zu buchen ist.

Meistens spielt er allerdings an Orten, wo er damit besonders viel Aufmerksamkeit erlangen kann. Mir fällt dazu beispielsweise ein, dass er in den letzten Jahren oft auf Mallorca „am Ballermann" oder in „Lloret de Mar" am Strand mit seinem „Quetschkasten" deutsche Heimatlieder der 50er und 60er Jahre vom Stapel gelassen hat. Natürlich völlig unbeeindruckt von den genervten Blicken des „Beach-Publikums". Vor den Straßencafés gab es auch Situationen, wo mein Vater seinen Hut in der Fußgängerzone im fernen Spanien aufgestellt hatte, um sich dadurch eine kleine Anerkennung für seinen Gesang und sein „Tastengeklimper" in Form von Münzgeld zu verdienen. Als fahrbaren Untersatz hat er immer sein kleines „Fahrrädchen" dabei, welches er sich selbst gebaut hat und das auch in jeden Koffer passt.

Es ist seine Sucht nach Anerkennung und Aufmerksamkeit, die sein AD(H)S verursacht und ihn dadurch unaufhörlich antreibt. Auffallen um jeden Preis! Und hierbei ist er völlig „schmerzfrei" nach seinem altbewährten Motto: „Und ist der Ruf erst ruiniert, dann lebt es sich ganz ungeniert."

Was mir bei ihm im Laufe der Jahre auch aufgefallen ist, ist seine mangelnde Sensibilität für mechanische Abläufe bzw. seine fehlende Feinmotorik. Im Gegensatz zu mir fehlt ihm etwa die Sensibilität für den Motor und das Getriebe seines Autos. Wenn er z. B. sein Auto startet, dann fährt er immer emotionslos mit Vollgas los und schaltet unkontrolliert, oft „brutal" und ohne Gefühl mit dem Getriebe herum und bringt den eiskalten Motor sofort zum „Drehzahljaulen". Wenn er dann später den Wagen in der Garage abstellt, lässt er ihn ungebremst gegen eine Matratze an der Wand rollen. Allein beim Zusehen läuft es mir dann meistens eiskalt über den Rücken. Hier bin ich völlig anders als er. Wenn ich z. B. ein Auto starte, dann schalte ich sofort behutsam in die höheren Gänge und fahre ganz sachte, bis das Motoröl eine Temperatur oberhalb der 60° C erreicht hat. Genauso schonend lasse ich den Motor meines Autos wieder zur Ruhe kommen und fahre ihn „kalt", bevor er abgestellt wird. Das würde meinem Vater niemals in den Sinn kommen. Auch würde er danach nicht, wie ich, das geschlossene Garagentor x-mal auf die ordnungsgemäße Verriegelung kontrollieren.

Andererseits besitzt mein Vater eine unglaubliche Kreativität. Beispielsweise hat er seine beiden Häuser vollkommen ohne fremde Hilfe und Planung gebaut und den Innenausbau in künstlerischer Art und Weise mit Naturstein, viel Holz und integrierten, selbstgebauten Holzöfen äußerst geschmackvoll gestaltet. Was mich auch fasziniert, ist, dass er mit den einfachsten Materialien wie Glasscherben, Fliesenresten oder Metallsplittern bzw. Steinen oder Abfallholz mosaikähnliche Gebilde und Figuren in und an seinem Haus oder dem Haus seiner Lebensgefährtin künstlerisch und vollkommen gestaltet. Das gilt vor allem auch für seinen Garten, sein selbst gestaltetes Gartenhaus mit massivem Stein- und Metallofen, die beiden Gartenteiche und den Gartenbrunnen.

Mein Vater setzt so ziemlich alles um, was er sich in den Kopf setzt. Auch technisch ausgefallene Vogelhäuschen mit Acrylglas und ausgeklügelten Futterzufuhrsystemen sowie abenteuerliche Umbauten seines Original Jeep CJ 5, Baujahr 1980, mit dem er auch sehr gerne auffällt.

Er hat eine Idee und diese muss dann sofort kreativ und künstlerisch mit einfachsten Mitteln und minimalstem Kapitalaufwand umgesetzt werden. Und das möglichst sofort. Vorher gibt er keine Ruhe.

Diese Kreativität hat er in Form des AD(H)S offenbar in gewisser Weise an mich vererbt. Ich habe meinem Sohn 2002 z. B. aus Abfall-Kanthölzern ein großes und massives Kinderspielhaus mit Balkon, Balkongeländer, Isolierung, Dachüberständen, isolierverglasten Drehkippfenstern und Treppe sowie integriertem Sandkasten usw. gebaut. Hierfür musste ich mich intensiv etwa 7 Tage, bis zu 14 Stunden täglich damit beschäftigen. Das Ergebnis konnte sich allerdings sehen lassen. Lediglich beim Bau der Unterkonstruktion, der Statik und der Objektplanung hatten mir damals mein Vater und auch mein Bruder kurzzeitig geholfen.

Ähnliche kreative „Ergüsse" hatte ich auch beim Umbau meines ersten Privathauses. Dort habe ich ganze Natursteinwände selbst entworfen und erbaut. Die Steine hatte ich mir in diversen Bachläufen und Flüssen im Saarland zurechtgesammelt.

Bei meinem jetzigen Privathaus habe ich auch die Gestaltung des gesamten Innenausbaus und auch der Außenanlage übernommen. Hierfür brauche ich keine Architekten oder Statiker. Das brauchte ich eigentlich noch nie.

Erst kürzlich hatte ich einen namhaften Architekten mit internationalen Kontakten (er war z. B. 2008 einer der von der IOC beauftragten Architekten zur Begutachtung der Gebäude zur Austragung der Olympischen Spiele in Peking) bei mir zu Hause.

Dieser war von der geschmacklichen Ausstattung und Umgestaltung meines 200 Jahre alten Bauernhauses sichtlich beeindruckt.

Eine weitere Leidenschaft meines Vaters ist das Tanzen.

Jedes Wochenende zur gleichen Nachmittagszeit treibt es meinen Vater in ein Tanzlokal seines Vertrauens. Leider gibt es hiervon immer weniger, weil er aufgrund seiner unkontrollierten Impulsivität und seines „abgefahrenen" Tanzstils immer wieder die Gemüter der Lokalbetreiber über Gebühr strapaziert. Nicht selten kommt es dann schon vor, dass er wie seinerzeit „Chubby Checker beim Twister" auf den Tischen tanzt und hemmungslos „herumjodelt". Meistens enden diese Veranstaltungen für ihn dann mit einem Rauswurf aus dem Lokal, was ihn dann natürlich deprimiert und wofür er auch kein Verständnis entwickelt.

Es ist erstaunlich, wie viele Parallelen zwischen meinem Vater, meinem Sohn und auch mir zu beobachten sind, obwohl wir alle völlig verschiedene Charaktereigenschaften besitzen.

Mein Vater und ich sind hochsensible und sehr emotionale Menschen. Und bevor ich mit Psychopharmaka behandelt wurde, machte sich dies bei mir in regelmäßigen Abständen durch ständige Gefühlsäußerungen (Weinen) bemerkbar. Meinem Vater erging es Zeit seines Lebens ebenso. Zwischenzeitlich wird auch er in regelmäßigen Abständen mit Medikamenten behandelt. Ihn quälen schon seit vielen Jahren Depressionen. Dieser Kelch ging offenbar an mir vorüber, bis ich letztes Jahr meinen völligen Zusammenbruch (Blackout) hatte.

Depressive Tendenzen sind allerdings bei meinem Sohn seit einiger Zeit erkennbar. Hier bleibt noch abzuklären, welche genauen Umstände (Tod der Mutter als Ereignis oder AD(H)S-Problematik oder genetischer Zusammenhang mit der depressiven Mutter) hierfür verantwortlich sind.

Unumstritten ist, dass Menschen mit AD(H)S im Laufe ihres Lebens häufig eine Depression, meistens im Erwachsenenalter, entwickeln. Dies ist das Resultat einer erheblichen Einschränkung der Alltagsbewältigung sowie umfassender Schwierigkeiten in sozialen Beziehungen, welche einen ständigen persönlichen Leidensdruck verursachen.

Neben Depressionen können Suchterkrankungen und Schlafstörungen eine weitere Folge der massiven Beeinträchtigung der Lebensqualität der Betroffenen sein.

Was meinen Sohn betrifft, so muss ich feststellen, dass er im Gegensatz zu mir eher introvertiert ist. Über Gefühle kann und möchte er nicht sprechen. Ebenso fällt es ihm sichtlich schwer, seinen Gefühlen freien Lauf zu lassen. Es muss schon sehr viel passieren, damit er in der Lage ist, zu weinen. Möglicherweise hängt dies noch mit dem Trauma zusammen, welches er vor 7 Jahren durch den Tod seiner Mutter erlebt und bisher noch nicht verarbeitet hat. Eine erfolgversprechende Psychotherapie kann allerdings frühestens nach der Pubertät erfolgen laut Aussage seines letzten Psychologen.

Auffallende Tendenzen bzw. Verhaltensparallelen in bestimmten Situationen zwischen ihm und mir wurden von mir des Öfteren wie folgt beobachtet:

Bei ihm bestehen, wie auch bei mir, zeitweise (nicht immer) ausgeprägte Unsicherheiten im sozialen Bereich bzw. in zwischenmenschlichen Beziehungen. So kommt es häufig vor, dass er mich z. B. fragt, ob er in bestimmten Lebenssituationen jemanden „gegrüßt" habe („Habe ich guten Tag gesagt, Papa?"), oder ob er sich nach einer unangemessenen Gefühlsreaktion „entschuldigt" habe („Habe ich mich entschuldigt, Papa?"). Ein identisches Verhalten ist auch bei mir zu beobachten.

Oft kam es in der Vergangenheit auch vor, dass in Situationen, in denen Menschen, meist bei unangenehmen oder emotionalen Angelegenheiten, eine besondere Erwartungshaltung mir gegenüber hatten und ich diese dann nicht erfüllen konnte, ich dann plötzlich anfing zu lachen. Innerlich war mir aber eher zum Weinen zumute. Dieses Phänomen ist auch sehr häufig bei meinem Kind in ähnlichen Situationen zu beobachten.

In diesen Fällen kann man durchaus von einem situationsbedingten „AD(H)S-Blackout" aufgrund einer spontanen, kurzfristigen „völligen Nichtaufnahmefähigkeit" oder „Informationsaufnahme-Blockade" sprechen, welche dieses Verhalten als irrational (durch das Lachen) erscheinen lässt.

Vor allem im Beruf oder in der Schule kann dieses irrationale Verhalten oftmals vom Gesprächspartner nicht richtig eingeschätzt bzw. gedeutet und schlimmer noch, als „beleidigend" empfunden werden. Für den Betroffenen ist es jedoch situationsbedingt das einzige Mittel, sich in diesen ernsten Momenten „Erleichterung" zu verschaffen.

Wie gesagt, ich spreche hier von meinem Sohn und mir. Ob dieses Verhalten auch bei anderen Betroffenen zu beobachten ist, kann ich nicht beurteilen.

Mein Sohn hat darüber hinaus einen ausgeprägten Kontroll- und Waschzwang. Ich habe hingegen einen ausgeprägten Kontroll- und Ordnungszwang. Die Parallele zwischen uns ist hier eindeutig der beiderseitige Kontrollzwang. Vor allem, wenn wir in Urlaub fahren und situationsbedingt unser Haus für einen längeren Zeitraum verlassen müssen, führt dies dann grundsätzlich in ein gegenseitiges „Hochschaukeln" unserer Zwangshandlung. Dann kommt es schon einmal vor, dass wir x-mal das Haus nach möglichen Gefahrenquellen (Stecker gezogen beim TV usw.) durchforsten.

Zweifelsohne steht bei meinem Vater die Hyperaktivität im Vordergrund. Bei mir nahm die Hyperaktivität in der Pubertät ab und ging in eine ständige, innere Unruhe über, die man mir allerdings nicht ansieht. In die gleiche Richtung geht vermutlich auch mein Sohn. Was wir alle drei jedoch gemeinsam haben, ist die Unfähigkeit, einem Gespräch über einen längeren Zeitraum aufmerksam zu folgen. Bei mir und meinem Sohn funktioniert dies höchstens 10-15 Minuten. Mein Vater allerdings kann bei Gesprächen überhaupt nicht zuhören, auch nicht kurzzeitig. Eigentlich führt er keine Dialoge, sondern nur Monologe.

An dieser Stelle möchte ich noch kurz auf meine Elternrolle gegenüber meinem Sohn eingehen. Leider gibt es hier bisher keine oder nur sehr wenige wissenschaftlich fundierte Untersuchungen. Man geht jedoch davon aus, dass es einem Elternteil, welches eine AD(H)S-Symptomatik aufweist, *nicht möglich ist*, seinem Kind aufgrund der eigenen Desorganisation im Alltag verbindliche Regeln aufzuerlegen. Noch schwieriger wird es allerdings, wenn das Kind dann, was häufig ja der Fall ist, ebenfalls ein AD(H)S-Problem hat. Hier ist dann *zwingend das Intervenieren des anderen Elternteils gefragt*. Mit anderen Worten: Das andere Elternteil (sofern vorhanden) muss vorwiegend die Elternrolle übernehmen.[1]

Aus eigener Erfahrung kann ich nur sagen, dass ich mich aufgrund der Tatsache, meinem Kind nie verbindliche Regeln aufzeigen zu können, immer als besonders schlechten Vater gesehen bzw. gefühlt habe. Mein Erziehungsstil war häufig impulsiv und unvorhersehbar. Schlimmer noch: Dadurch, dass mein Sohn ebenfalls AD(H)S-belastet ist, führte dies dann fast immer zu einer Multiplikation der damit verbundenen Schwierigkeiten durch unkontrollierbare Wutausbrüche und beiderseits zu verbalen Entgleisungen.

Ohne entsprechendes „Coaching" war und ist diese Situation mit meinem Sohn für mich *nicht zu meistern*. Dies gilt vor allem auch für die mangelhafte Konversationsfähigkeit, die Familienharmonie und das Zwischenmenschliche. Nur wer sich halbwegs mit dieser Problematik auseinandersetzt, *sich damit auch auskennt und hinterfragt* und evtl. sogar ähnliche Situationen erlebt hat, ist auch in der Lage, diese zu verstehen. Dies gilt im Besonderen für nicht betroffene Familienmitglieder 2. und 3. Grades sowie für *den Partner des betroffenen Elternteils*. Bei mangelndem Verständnis ist hier eindeutig kein Vorankommen zu prognostizieren.

---

[1] Vergleiche hierzu ADHS im Erwachsenenalter. Patientenratgeber Dr. med. Esther Sobanski. Hrsgg. von MEDICE Arzneimittel Pütter GmbH & Co. KG, S. 19.

13. Kapitel

Nutella & more

Eigentlich wollte ich erst darüber schreiben, wenn ich mir völlig sicher bin. Da ich jedoch schon seit 13 Monaten keine Gewalt mehr über meinen Körper habe und dies womöglich noch sehr lange der Fall sein wird, berichte ich aber gerne von kleinen Erfolgen.

Morgen endet bereits die 4. Woche meines Klinikaufenthaltes. Die anfängliche Euphorie ist der Ernüchterung gewichen. Vor ein paar Tagen konnte ich endlich ein klärendes Gespräch mit dem leitenden Psychologen der Klinik führen. Dieser ist vor allem auch in Bezug auf eine PTSD-Therapie umfassend geschult.

Laut seiner Aussage ist mein Problem äußerst komplex, schwierig und sehr langwierig zu therapieren. Dies liegt gemäß seiner Analyse und der Auswertung der umfangreichen klinischen Tests meines ambulanten Psychiaters daran, dass meine AD(H)S mich offensichtlich in eine tiefe Belastungs-Depression (Burnout-Syndrom) manövriert hat, die durch den Tod meiner Frau und das dadurch aktiv erlebte Trauma etwa ab Ende 2005 noch wesentlich bis zum Totalausfall motorischer Fähigkeiten verstärkt wurde. Chronisch dekompensierter, therapieresistenter Tinnitus, Hyperakusis, auditive Kommunikationsprobleme, chronische Belastungs-Depression (Burnout), PTSD sowie nächtliche Panikstörungen waren die Folge. Die AD(H)S-Symptomatik unterdrückte offenbar das erlebte Trauma, mehr oder weniger erfolgreich, durch weitere exzessive geschäftliche Aktivitäten, bis mein Körper diese innere Anspannung bzw. diesen extremen Druck nicht mehr weiter unter Kontrolle halten konnte. Eine Therapie muss daher primär auf eine Stabilisierung meines derzeit immer noch extrem labilen psychischen Gesamtzustandes ausgerichtet sein. Ich werde daher in den nächsten Wochen ein umfassendes Entspannungsprogramm durchlaufen, wobei gleichzeitig meine AD(H)S mit Methylphenidat behandelt werden soll.

Darüber hinaus muss ich weiterhin gezielt sämtliche private und geschäftliche Belastungen abbauen. Zu diesem Zweck wird mir hier tageweise gestattet, die Klinik zu verlassen, um weiterhin Immobilienverkäufe erfolgreich vorantreiben zu können. Dies ist also ebenfalls ein wesentlicher Faktor zur weiteren Stabilisierung meiner Gesundheit.

Danach werde ich einem moderaten Sportprogramm zugeführt, welches sich ebenfalls positiv auf meine AD(H)S auswirken sollte. Hier bin ich mittlerweile auch mit dem leitenden Oberarzt konform. Es kann daher durchaus sein, dass ich noch einige Monate in dieser Klinik verbringen muss.

Sicher scheint jedoch, dass ich *meinen „Beruf" auf unbestimmte Zeit nicht mehr ausüben kann*.

Mittlerweile gibt es mit mir fünf männliche AD(H)S-Patienten in dieser Klinik. Davon zwei mit ausgeprägter Hyperaktivität (einschließlich Christof). Dieser hat übrigens vorgestern eine Absage eines amerikanischen Konzerns für Personalmanagement für eine zu besetzende Führungsposition, dotiert übrigens mit einem üppigen 6-stelligen Jahresgehalt, erhalten. Bei diesem Unternehmen hatte er sich aus der Klinik heraus spontan vor wenigen Wochen beworben und hatte daraufhin letzte Woche ebenso spontan ein entsprechendes Vorstellungsgespräch in Frankfurt. Für die Präsentation seiner außergewöhnlichen Fähigkeiten in diesem Bereich hatte er eigens ein komplettes Wochenende geopfert, um eine professionelle und für mich sehr beeindruckende, perfekte Power-Point-Präsentation auszuarbeiten.

Sichtlich bedrückend für ihn kam dann vorgestern die Absage. Seitdem isst er im Speisesaal noch mehr Nutella-Päckchen à 15 g als sonst. Für gewöhnlich sind es täglich so ca. 15 Packungen (225 g Nutella). Heute waren es 21 (315 g Nutella mit 2 Bananen). Nebenbei klimpert er unaufhörlich auf seinem Laptop herum.

Der Grund für seinen unstillbaren Heißhunger auf Süßes ist wohl darin begründet, dass der Konsum des Medikamentes Ritalin Retard (Wirkstoff: Methylphenidat) eine höhere Glukose-Verbrennung im Gehirn zur Folge hat, welche dann kurzfristig nur durch die vermehrte Zuführung von Zucker ausgeglichen werden kann. Da seine Dosis bis zu 60 mg / Tag beträgt, braucht er folglich wohl ziemlich viel davon. Dies ist jedoch nur eine Theorie und ich bin schließlich kein Arzt. Auffällig ist dieses Verhalten dennoch. Naja, eigentlich ist Nutella ja auch gesünder als Kokain. Zumindest sein „Drogenproblem“ hat er mittlerweile ganz gut im Griff.

Momentan macht unter uns „Betroffenen“ ein Buch mit dem Titel „Eine andere Art, die Welt zu sehen“ von Thom Hartmann die Runde. Jannik, der Lehrer unter uns fünfen, hat es schon „etappenweise“ gelesen und sich dort bisher in allen Kapiteln „wiedergefunden“. Ebenso Christof. Obwohl Jannik Lehrer für Physik und Musik ist, hat er ebenfalls noch nie ein Buch vollständig lesen können und sich auch durch sein Studium und Abitur irgendwie „hindurchgemogelt“. Die anderen natürlich ausnahmslos auch. Der *Bestseller-Autor* Thom Hartmann, amerikanisches Multitalent mit AD(H)S-Syndrom und Inhaber mehrerer akademischer Titel, Erfolgsautor, Firmengründer, Entwicklungshelfer, Nachrichtenreporter, Redakteur, Techniker sowie ehemaliger Vorstandsvorsitzender des New England Salem Children's Village (NESCV), sah sich bis dato ebenfalls *noch nicht in der Lage*, ein Buch richtig zu lesen. Gegenseitig geben wir uns daher Tipps, wie wir es dennoch schaffen könnten, dieses offenbar faszinierende Buch vollständig zu lesen. Eine unglaubliche Herausforderung!

Ich nehme mir also vor, jeden Tag maximal ein Kapitel zu lesen. Glücklicherweise ist es von einem AD(H)Sler selbst geschrieben und daher spannend, kurzweilig, fundiert und äußerst amüsant. Eine weitere gute Voraussetzung, damit ich es schaffen kann!

Jannik meinte übrigens noch, dass es ja nicht darum geht, ein Buch zu lesen, sondern die Kernaussage zu verstehen. Das erinnerte mich wiederum an meine Begegnung mit Dürrenmatt.

Hier in der Klinik sind hauptsächlich Selbstständige, Lehrer und Polizisten vereint. Allesamt sind sie von Depressionen (in allen Variationen) geplagt. Dass es hier so viele Lehrer gibt, ist einerseits erschreckend, andererseits verständlich. Das vollständige Versagen unserer Bildungspolitik in Deutschland hat wohl in den letzten Jahren und Jahrzehnten entscheidend dazu beigetragen, dass unsere Lehrer bei ihrer (ihnen aufgezwungenen) „anti-autoritären“ Schulerziehung immer schneller an ihre Grenzen gelangen und kaum noch Rückhalt beim Ministerium und Elternhaus erfahren. Hinzu kommt noch, dass immer weniger Geld in Bildung und somit in unsere Zukunft investiert wird. Die Schulklassen platzen aus allen Nähten und die Anzahl der auffälligen Schüler steigt kontinuierlich an. Dass unsere Gesellschaft an sich krankt und nicht die Kinder selbst, auf diese Idee ist offensichtlich in den Bildungsministerien in Deutschland noch niemand gekommen. An die 100 unterschiedlichsten Schulformen soll es angeblich in Deutschland geben, so hört man. Das muss man sich einmal vorstellen. Anstatt dass man hier die wahren Probleme angeht, ist es wohl jedem deutschen Kultusminister wichtiger, seine eigene „Duftmarke", und sei sie auch noch so schwachsinnig, auf Kosten einer effektiven Bildung zu setzen. Natürlich zum Leidwesen unserer Kinder und unser aller Zukunft. Ein unglaublicher Skandal. Aber so ist das anscheinend in der Politik. Und niemand regt sich darüber auf.

Im Saarland beispielsweise hat der grüne Bildungsminister aus „Jamaika" schon wieder eine „revolutionäre" Idee. Flugs können die Kinder künftig im Gymnasium und neuerdings auch in der „durch Zauberei" entstandenen neuen „Gemeinschaftsschule" in den ersten 3-4 Jahren offenbar nicht mehr „sitzenbleiben". Für die Schüler besteht also ab sofort „keine Veranlassung" mehr, etwas zu lernen. Eine wirklich „dufte" Idee. Auch soll jetzt flächendeckend „binnendifferenziert" unterrichtet werden, somit die schwächeren Schüler zusammen mit den stärkeren. Dies wird wohl zwangsläufig dazu führen, dass die Lehrer künftig jede Klassenarbeit doppelt und dreifach konzipieren müssen und somit deren Arbeitsbelastung sowie die Klassenstärken weiterhin dramatisch ansteigen werden. Generell soll jetzt eine zweite Fremdsprache für alle zur Pflicht werden. Und dabei spielt es selbstverständlich keine Rolle, ob dies von den Schülern, Fachleuten, Lehrern, „Pisa" oder Eltern überhaupt gewünscht bzw. ob dies überhaupt sinnvoll ist. Die Schüler im „Hauptschulsektor" sind jetzt schon total überfordert, was in „Jamaika" natürlich niemand wahrhaben möchte. Auch soll künftig vermehrt „gruppenorientiertes" Arbeiten der Schüler forciert werden. Für leistungsschwächere Schüler grenzt dies schon an eine Überforderung. Gerade für Schüler, die von AD(H)S betroffen sind und in der Regel eine „straffe" Führung brauchen, ist dies in höchstem Maße eine kontraproduktive Neuschöpfung. Aber wen sollte das eigentlich noch wundern, bei so viel geballter politischer und vor allem fachlicher Unkenntnis? Hier soll jetzt allerdings nicht der Eindruck erweckt werden, dass der Integrationsgedanke grundsätzlich schlecht sei. Der Gedanke, dass dadurch weniger soziale Ausgrenzung stattfindet, ist grundsätzlich positiv, jedoch werden meiner Meinung nach die leistungsschwächeren und AD(H)S-auffälligen Schüler im Ergebnis auf der Strecke bleiben. Es sei denn, die Politik reagiert, indem sie die Klassenstärken auf ca. 18 Schüler reduziert und diese dann gleichzeitig durch ein pädagogisch umfassend geschultes „Lehrerteam" optimal betreuen lässt, und zwar flächendeckend in allen und nicht nur in einigen privilegierten Schulen.

Christof und ich unterhalten uns in diesen Tagen oft über dieses Dilemma. Politik wird von Menschen gemacht. Allerdings mehrheitlich von Menschen, die eigentlich von diesen individuellen Problemen überhaupt nichts verstehen. Nicht nur in der Bildungspolitik ist das so. Darüber möge sich jeder Leser seine eigene Meinung bilden. Beispiele hierfür gibt es genügend.

Wenn man sich somit über die aktuelle Politik und die Politik der letzten Jahre unseres Landes wirklich ernsthaft Gedanken macht, dann wird man völlig „irre". Man beachte in diesem Zusammenhang in Deutschland die „verlogene" E 10-Debatte und den „Umfaller-Atompolitik-Eklat". Viele Politiker stehen heute für nichts mehr ein, nur noch für Wählerstimmen und unerfüllbare Versprechungen und endlose blödsinnige Diskussionen. Wenn dann monatelang diskutiert wurde, kommt für den einzelnen Bürger höchstens eine halbe Tasse Cappuccino zusätzlich pro Monat auf den Gehaltszettel. Das nennt man in der Politik dann einen „Durchbruch". Diesen Zustand kann man als feinfühliger Bürger nur noch ertragen, wenn man sich hiervon völlig distanziert. Wenn gigantisch große Steuersummen einfach nur „verpuffen", dann ist das ein höchst skandalöser Vorgang.

Christof nahm übrigens vor wenigen Tagen am CDU-Parteitag in Karlsruhe teil. Hier hatte er durch einen Geschäftspartner drei entsprechende Einladungen, u. a. auch für mich, erhalten. Die freundliche Begrüßung durch Julia Klöckner und die kämpferische Rede der Kanzlerin konnten ihn dennoch nicht von dem aktuellen Kurs der Regierung überzeugen. Am Abend sprachen wir noch ausführlich über diesen Parteitag, an dem ich selbst leider krankheitsbedingt (Erkältung) nicht teilnehmen konnte.

Christof und ich stimmen lächelnd überein, dass wir besser die Geschicke unseres Landes selbst in die Hand nehmen sollten. Dann käme wenigstens etwas „Produktives" dabei heraus.

Thom Hartmann würde jetzt sicherlich sagen, man hätte diese Ämter durchgängig mit „Farmern" besetzt.[1] Er kategorisiert die Menschen in seinem Buch über AD(H)S nämlich in zwei Gruppen, die Menschen mit diesen Symptomen, also die Jäger oder „Hunter" und die Menschen ohne diese Symptome, die sog. „Farmer". Er erklärt diese unterschiedlichen Verhaltensmuster mit der menschlichen Evolution. AD(H)S sei keine Störung, sondern ein durch natürliche Anpassung entstandener Wesenszug. Als unabhängiger, risikobereiter Jäger musste man früher sofort ergebnisorientiert ein bestimmtes Ziel (Wild) flexibel und unermüdlich verfolgen und konnte es sich nicht leisten, die fremde Umgebung während der Jagd zu vernachlässigen. Jede kleinste Unachtsamkeit hätte er u. U. mit dem Leben (z. B. Schlangenbiss) bezahlen müssen. Ein „Hunter" musste also die Umgebung ständig im Auge behalten und konnte sich auch nicht mit „Feinheiten" beschäftigen. Es war eine „visuelle" und konkrete Denkweise gefragt und ein bestimmtes Ziel fixiert. „Farmer" hingegen waren geduldig, teamfähig, gut organisiert und konzentriert, nicht leicht ablenkbar und hatten klare Langzeitstrategien mit gutem Durchhaltevermögen. So wurden durch die „Farmer" die Werte der Gemeinschaft gefördert. Durch die Vermischung des genetischen Materials im Laufe der Evolution entstanden unterschiedlich stark ausgeprägte Verhaltenszüge. Deshalb ist es heute schwierig, eine eindeutige AD(H)S-Diagnose zu stellen. Einige der urtypischen AD(H)S-Verhaltensauffälligkeiten sind insoweit bei jedem Menschen mehr oder weniger festzustellen. Entscheidend hierbei ist jedoch die Anzahl bzw. die Multiplikation sämtlicher individueller Auffälligkeiten, die den typischen AD(H)S-Vertreter in unserer Zeit ausmacht. Und das sind lt. Schätzungen und diverser Studien bei Kindern etwa 8 % und bei den Erwachsenen mindestens 4 % der Bevölkerung.

Politik wäre mit Sicherheit viel effizienter, wenn in den entscheidungsrelevanten Gremien und Führungsämtern mehr „Hunter" zur Verfügung ständen, gema-

---

[1] Zu dieser und den folgenden Ausführungen vgl. Thom Hartmann, „Eine andere Art, die Welt zu sehen". Das Aufmerksamkeits-Defizit-Syndrom. Verlag Schmidt-Römhild

nagt durch „Farmer“, etwa in der Position der Staatssekretäre. Diese könnten dann den „Schreibkram“ und die notwendigen Arbeiten erledigen, während die „Hunter“ die Richtung bestimmen.

„Hunter“ besitzen lt. Hartmann Führungsqualitäten, an die die „Farmer“ aufgrund ihrer Veranlagung *niemals* herankommen können.

Ein weiteres Problem in der Politik ist der zunehmende, auch internationale Politikverdruss. Korruption, Lobbyismus und das Kapital bestimmen heutzutage die internationale Politik. Politiker an sich sind nur noch reine Marionetten.

Vor allem in den USA wird offenbar die Politik nur noch von den Geheimdiensten und der Waffenlobby bestimmt. Wie sonst sind die vielen Kriege und die exorbitant hohe Staatsverschuldung zu erklären? Da werden in wenigen Jahren 12.000.000.000.000 $ (i. W.: zwölf Billionen US Dollar) buchstäblich „verpulvert“ und die Bevölkerung hat nicht einmal Anspruch auf eine gesetzliche Krankenversicherung.

Man kann Politik heutzutage nicht mehr ernst nehmen. Vorbei die Zeit, wo ein Nikita Chruschtschow (Bauernsohn und Maschinenschlosser) mit seinem Schuh aus reiner Überzeugung bei einer Rede auf den Tisch hämmerte oder als Willy Brandt seinen berühmten „Kniefall“ machte.

Dürrenmatt hätte heute reichlich „Zündstoff“ für groteske Dramen vor dem Hintergrund des aktuellen Politikgeschehens, und das nicht erst seit Dr. zu „Googleberg“.

Ende der 80er Jahre bzw. 90er Jahre hatte ich Gelegenheit, die persönliche Bekanntschaft mit Hans-Dietrich Genscher und auch mit Heiner Geißler zu machen. Beides Politiker aus der „Kohl“-Ära und für mich außergewöhnliche und auch vertrauenserweckende Politiker-Größen mit Charisma, eigener Meinung, Idealismus und einer festen Überzeugung. Sozusagen echte „Staatsmänner“. Heutzutage befindet sich in den Kabinetten leider die eine oder andere „Witzfigur“. Und das ist nicht nur in Berlin so, sondern vor allem auch in den zahlreichen Landesparlamenten. Als Entscheidungsträger in der Politik ist es meiner Meinung nach jedoch unabdingbar, dass man die oben erwähnten Eigenschaften besitzt.

Detlev, ebenfalls einer von uns fünf AD(H)S-Patienten und EDV- und Mathematik-Experte in leitender Führungsposition bei *Microsoft*, klinkt sich mit folgendem Beispiel in unsere lockere Runde ein:

Er berichtet, man hätte wohl einmal in Amerika in den 1990er Jahren ein Experiment mit Affen gemacht. Hierbei steckte man fünf Affen in einen Käfig und befestigte in der Mitte des Käfigs an der Decke mehrere Bananen. Natürlich stürzte sich sofort einer der Affen auf die Bananen. Dabei wurden alle 5 Affen allerdings von einem Wissenschaftler mit Wasser besprüht, was natürlich für die Affen sehr unangenehm war. Als daraufhin ein weiterer Affe nach den Bananen griff, wurden wiederum alle Affen mit Wasser besprüht. Zu einem 3. Angriff auf die Bananen kam es daraufhin nicht mehr, da sich alle Affen nach diesem 2. Versuch darüber im Klaren waren, was ihnen dann blüht. Dann wurde einer der 5 Affen von den Wissenschaftlern „ausgetauscht“. Jetzt wollte natürlich dieser „neue“ Affe sofort an die Bananen, was die übrigen 4 Schimpansen allerdings nicht zuließen. Nach und nach wurden auf diese Weise alle Affen ausgetauscht und obwohl am Schluss kein einziger Affe mehr im Käfig war, der jemals mit Wasser besprüht worden war, kam keiner mehr auf die Idee, nach den Bananen zu greifen.

Dies ist wohl ein Paradebeispiel für die Weltpolitik, aber auch für unzählige Glaubenskriege und Gewalttaten im Namen Gottes, unabhängig von der Konfession. Überall auf der Welt nehmen Menschen Zustände als gegeben hin, die offenbar niemand mehr kritisch hinterfragt. Kaum jemand hat mehr den Mut und die nötige Vision für fortschrittliche Veränderungen auf dieser unserer Welt. Kaum jemand setzt sich mehr, allen Unkenrufen zum Trotz, selbstlos für eine gerechte und gute Sache konsequent und ohne „Wenn und Aber" ein. Es geht immer nur um den eigenen Profit, die eigenen Wählerstimmen, den eigenen Vorteil.

Auch brauchen wir uns dabei nicht weit von unserer eigenen „Kirche" fortzubewegen. Was die katholische Kirche z. B. betrifft, so muss wohl erst noch ein entsprechender Papst geboren werden, der dort die seit Jahrzehnten längst überfälligen Reformen vorantreibt. So eine Art „Johannes XXIII". Dabei gibt es so viele „fortschrittliche" Geistliche in der katholischen Kirche. Kürzlich hörte ich gespannt einer 20-minütigen Predigt eines bereits pensionierten Pfarrers bei der Messe einer saarländischen Gemeinde zu. Dieser äußerste sich hierbei sehr kritisch über den Vatikan und deren Machenschaften. Er erzählte während seiner Predigt, dass er heute ja nichts mehr zu befürchten hätte und er vor rd. 25 Jahren bereits aufgrund seiner kritischen Einstellung zum Zölibat zeitweise exkommuniziert worden sei und dann auf Druck der Amtskirche widerrufen musste. Dabei steht in den altgriechischen Schriften nichts über ein „Zölibat". Aber man nimmt – wie im Affenbeispiel – etwas Gegebenes einfach so hin, ohne es zu hinterfragen. Ich war von dieser Predigt sehr beeindruckt und dieser Gemeindepfarrer erhielt nach seiner Predigt von allen Besuchern des Gottesdienstes minutenlangen Beifall und „standing ovations". Das war irgendwie völlig kurios und ich hatte dabei das Gefühl einer völlig neuen Art von Kirche und Glaube.

Der katholische Glaube an sich und das Gute daran hatte mich schon immer fasziniert. Mit der „Amtskirche" allerdings hatte ich nie wirklich etwas am Hut, im Gegenteil. Hatte ich es doch bisher meist mit „bornierten" Predigern zu tun. Vor allem bei der Feier meines Sohnes bei seiner 1. hl. Kommunion. Der extrem „bornierte" Pfarrer mit Namen „Diener" (kein anderer Name hätte übrigens besser zu ihm gepasst) bestrafte meinen Sohn aufgrund seiner AD(H)S-Symptomatik damit, indem er ihn für das Gruppenfoto und während der gesamten kirchlichen Zeremonie (trotz meines vehementen Widerstandes) in die Ecke stellte und ihn somit nach alter „Pharisäer-Manier" züchtigte und demütigte. Während meiner eigenen Kommunionsvorbereitung hatte der damalige Priester nur „Ohrfeigen" für mich übrig. Die Deutschrocker BAP brachten es in den 80ern mit ihrem Song „Kristallnaach" auf den Punkt: „In der Kirche liest der Taube dem Blinden Struwwelpeter vor." Es ist nicht der Glaube, sondern der „Verein", der sich an seinen zahlreichen Anhängern vergeht.

Noch heute kann ich mich an die höchst interessanten und tiefgründigen Gespräche mit unserem alten Dechant während meiner Realschulzeit 1979 und auch später, so um 1985/1986, mit unserem damaligen und ebenfalls exkommunizierten Religionslehrer sehr gut erinnern. Dieser z. B. ermöglichte mir eine ganz andere Sichtweise des katholischen Glaubens, indem er gezielt Gleichnisse kritisch hinterfragte und mit mir zusammen analysierte.

Heute Morgen lief im Radio die Meldung, dass der Papstbesuch in Deutschland diese Woche rd. 30 Mio. EUR kostet. Da stellt sich für mich natürlich sofort die

Frage, ob dieses Geld nicht sinnvoller zu investieren wäre. Zum Beispiel bei der Bekämpfung der aktuell beispiellosen Hungersnot in Afrika. Dort sterben täglich 25.000 Menschen den Hungertod, darunter rd. 12.000 Kinder. Die endlosen Diskussionen des Papstes bezgl. „Verhütung" machen diese Katastrophe besonders pikant.

Was würde wohl Jesus dazu sagen, wenn er heute wieder unter uns weilen würde und den völligen „Realitätsverlust" des Pontifex ertragen müsste? Ist es nicht unser Handeln selbst, also unser Verstand, der einen guten Glauben ausmacht? Die Wahrheit braucht wohl doch immer einen Mutigen, der sie ausspricht. Aber wer zum Teufel hat heute noch Mut, etwas klar und deutlich auszusprechen?

Und was wird unseren Kindern tagtäglich über die Massenmedien, vornehmlich übers Fernsehen, suggeriert? Auch hier möge sich jeder Leser sein eigenes Urteil bilden. Kein Wunder, dass Reich-Ranicki seinen Fernsehpreis bei einem so „flachen Niveau" nicht angenommen hatte. Obwohl ich ihn nicht sonderlich mag, so hat er hier jedoch die Wahrheit gesagt. „Flache Spiele für das Volk". Es wird allerhöchste Zeit für gravierende Veränderungen in unserer Gesellschaft. Wenn uns dies nicht mittelfristig gelingt, dann wird unser Land früher oder später in die globale „Bedeutungslosigkeit" abdriften, möglicherweise zusammen mit vielen anderen Ländern.

Vor wenigen Wochen war ich in einem großen Elektrofachmarkt, um mir ein schlichtes Radio für mein Badezimmer zu besorgen. Nie zuvor hatte ich mich so überfordert und gestresst gefühlt. Mit diesen Reizen werden auch unsere Kinder täglich überschüttet. Wen wundert vor diesem Hintergrund eine zunehmende AD(H)S-Problematik eigentlich noch?

Nach dieser Feststellung werden wir wie so oft „höflich" aus dem Speisesaal befördert, weil wir die vorgegebenen „Essenszeiten" zum wiederholten Male wieder völlig „verpeilt" haben. AD(H)S eben.

Natürlich habe ich wieder einmal meine Unterlagen und den neuesten „Psycho"-Fragebogen meiner Therapeutin dort liegen lassen.

Wir begeben uns also in die Lobby, wo wir uns weiter unterhalten.

Josef, 58, auch einer von uns, berichtet von seiner sozialen Ader und seinem Engagement für Bedürftige. Er möchte in Zukunft sein Unternehmen verkaufen und sich dann neben dem Ausdauersport hauptsächlich noch mit dieser Tätigkeit beschäftigen, vorerst. Finanziell ist er bereits mehrfach abgesichert durch seine zahlreichen AD(H)S-typischen Unternehmungen, Investitionen und Lebensleistungen. Womit er allerdings auch noch Probleme hat, ist die Tatsache, dass er ebenfalls nun täglich Medikamente gegen seine Symptome einnehmen soll. Um ehrlich zu sein, ist mir dieser Gedanke ebenfalls etwas suspekt. Die meisten Langzeitstudien dieser neuartigen Medikamente und Wirkstoffe stammen wohl eher aus den Reihen der profitorientierten Pharmalobby. Es ist daher gar nicht so einfach, einen für uns Betroffene akzeptablen Mittelweg zu finden.

Wir alle müssen unser Leben neu ordnen und uns einer gewissen Struktur unterwerfen. Sicherlich sind diese Medikamente hierfür hilfreich. Allerdings muss das jeder für sich selbst entscheiden.

Ich hatte in den letzten 20 Jahren nie regelmäßig gegessen und auch keine Pausen. Auch entspannen konnte ich mich nie wirklich. Hierfür hatte ich mir 2007 sogar eigens einen kostspieligen Whirlpool mit vielen Raffinessen gekauft. Aber eine entsprechende Benutzung nervt mich nur und bringt mir keinerlei Erleichterung. Bei mir liegt sicherlich der AD(H)S-Kombi-Typ vor, also eine Kombination unterschiedlich ausgeprägter Defizite in Aufmerksamkeitsfokussierung, Impulsivität und innerlicher Hyperaktivität (Unruhe). Somit komme ich Tag für Tag der Erkenntnis meiner Probleme und damit auch der Lösung etwas näher.

14. Kapitel

Paris – Dakar

Ich muss mein Leben völlig neu sortieren und eine Zukunftsperspektive für mich und meine Familie erarbeiten. Niemals zuvor war ich mir über etwas so sicher. Ich habe nun wirklich in den letzten 20 Jahren Überdurchschnittliches und teilweise auch „Unmenschliches" geleistet und bewegt. Spontan entschließe ich mich daher, weiter konsequent alle Belastungen, beruflich und auch privat, abzubauen und meine Vermögenswerte somit weiterhin systematisch zu konsolidieren. Hierbei ist mir meine Lebensgefährtin beratend als „Coach" behilflich und ermutigt mich täglich aufs Neue, diesen für mich schwierigen Weg weiterzugehen.

Daher konnte ich die Klinik mit Einverständnis des Oberarztes für weitere 2 Tage verlassen, um das sich in meinem Privatbesitz befindliche Hotel an einen Interessenten spontan veräußern zu können. Während der 3 ½ stündigen Autofahrt bekam ich allerdings kurz nach dem Verlassen der Klinik wieder eine meiner gefürchteten Panikattacken. Plötzlich und ohne Vorwarnung hatte ich dabei das Gefühl, keine Luft mehr zu bekommen und zu dehydrieren. Panisch suchte ich im Auto meine Wasserflasche und beruhigte mich gedanklich damit, dass ich im Ernstfall genügend Valium zur Verfügung hätte. Dieses betäubende Medikament habe ich zwar noch nie benutzt, aber es ist immer in Reichweite und allein die Tatsache, hierauf sofort zurückgreifen zu können, ist für mich eine entscheidende Erleichterung und führte bisher immer innerhalb weniger Minuten zum Ende der Attacke.

Bevor ich diese höchst unangenehmen Angst-Attacken nicht wieder dahingehend beeinflussen kann, dass sie nicht mehr auftreten, werde ich in jedem Fall das Klinikum nicht verlassen. Dies habe ich mir fest vorgenommen. Gleichgültig, wie lange das auch dauern wird. Ich bin krank und eine Behandlung muss hier im Ergebnis mit einer effektiven medikamentösen Behandlung und mit einer dauerhaften „Stabilisierung" enden.

Nach etwa 3 Minuten ist der Spuk vorbei und ich kann weiterfahren. Viele Gedanken rasen durch meinen Kopf. Etwa die Aussage einer 21-jährigen Studentin, die ebenfalls in meiner Klinik behandelt wird. Sie ist dort bereits 6 Monate stationär. Anfangs, innerhalb der ersten 8 Wochen, konnte sie keine Erfolge verbuchen. Ihr Problem ist wohl darin begründet, dass sie insgesamt 8 Jahre in Simbabwe und 8 weitere Jahre in Hongkong und auch einige Zeit in London gelebt hat. Mittlerweile lebt sie seit einiger Zeit in München und hatte zuletzt wohl ein Identitätsproblem und fühlte sich „heimatlos". Irgendwie kann ich das nachvollziehen.

Etwa 15 Minuten später setzt die Wirkung des von mir eingenommenen Methylphenidat-Medikamentes ein. Ich werde dabei innerlich viel ruhiger und auch gelassener und irgendwie auch konzentrierter.

Früher nutzte ich die Autobahn oft zum Abbau meiner inneren „Spannungszustände". Mit meinem Ferrari oder meinem Porsche Turbo mit über 500 PS verschaffte ich mir jenseits der 300 km/h entsprechende Erleichterung. Das war dann eine kurze, hochkonzentrierte Phase mit entsprechendem Adrenalin-Kick. Danach ging es mir dann meist besser und ich war vorübergehend „entspannt".

Viele weitere Gedanken gehen mir während der Fahrt durch den Kopf. Etwa der Stress mit meiner früheren Hausbank und dies nur, weil sich dort die Zuständigkeiten für mich als „Immobilienhändler" geändert hatten und aufgrund der neuen Basel 2-Regelung (bald Basel 3), was verschärfte Mindestanforderungen an das Risikomanagement der Bank zur Folge und nachteilige Auswirkungen für Kunden wie mich hatte, da ich privat und auch geschäftlich sehr vielseitig tätig war (Vermietung, Verpachtung und Verwaltung von Privatimmobilien, Immobilienhandel mit verschiedenen eigenen Unternehmen, eigene Gewerbebetriebe im Bauhauptgewerbe usw.). Früher hatte ich kein Vermögen und bekam aufgrund meiner Überzeugungskraft immer Geld. Heute bin ich vermögend, bekomme jedoch nicht einmal mehr einen kleinen Dispo-Kredit für mein defektes Hubschraubertriebwerk aufgrund der neuen Richtlinien, ausgelöst durch die weltweite Banken- und Immobilienkrise. Und dabei habe ich genügend Aktiva im 7-stelligen Eurobereich, welche ich zur mittelfristigen Rehabilitation „verflüssigen" könnte. Hätte ich nur viel früher auf einen meiner ehemaligen Geschäftspartner gehört. Dieser hatte mir schon vor Jahren gesagt, dass er den „Zirkus" mit den Banken nicht mehr mitmacht. Lieber hatte er zum richtigen Zeitpunkt seine Mehrfamilienhäuser verkauft, seine Schulden bei den Banken entsprechend abgelöst und den Erlös in Form eines 7-stelligen Eurobetrages auf seinem Girokonto geparkt, anstatt ständig „schubkarrenweise" Berge von Akten, Prognosen, betriebswirtschaftlichen Auswertungen, Einkommenssteuererklärungen, Einkommenssteuerbescheide usw. zu den Banken zu karren. Seitdem hat er viel mehr Zeit, um Geld zu verdienen und muss keiner Bank mehr „blödsinnige und völlig überflüssige" Rechenschaft abgeben. Und ein kleiner „Millionenbetrag" für seine geschäftlichen Unternehmungen steht seither „zinslos" in Euro, aber jederzeit in bar auf seinem Girokonto zur Verfügung. Banken sollten doch lieber denen, die sich dafür interessieren, kleine Sparverträge „unterjubeln", anstatt uns ständig zur „Weißglut" zu treiben, meinte er damals. Und ein „Rating" sollten die Banken besser für die Mehrzahl der völlig „betriebsblinden" und analytisch denkenden Mitarbeiter und deren Vorgesetzte einführen. Je mehr ich also darüber nachdenke, umso mehr kann ich seine damalige Entscheidung nachvollziehen. Und irgendwie habe auch ich mich viel zu lange von den Banken „maßregeln" lassen. Ich jedenfalls habe dies schon sehr lange nicht mehr nötig und es wird allerhöchste Zeit für mich, daran jetzt etwas zu ändern.

„Ein Bankier ist ein Bursche, der Ihnen seinen Schirm leiht, wenn die Sonne scheint, und ihn in der Minute zurückverlangt, wo es zu regnen beginnt."[1]

[1] Zitiert nach Mark Twain.

Was habe ich mir von Banken schon alles gefallen lassen müssen. Hierüber werde ich wohl auch noch ein Buch schreiben müssen. Explosives und höchst brisantes Material habe ich reichlich, um viele dieser „Extremfarmer" vorführen zu können. Soviel ist sicher.

Vor meinem Zusammenbruch konnte man sich nicht dazu durchringen, mir als begnadetem, extrem zuverlässigem und mehrfachem Immobilienmillionär eine „kleine Finanzspritze" zu bewilligen, und dabei wurden gleichzeitig massenhaft „getürkte" Immobiliendarlehen von der gleichen Großbank an „mittellose" Kreditnehmer ohne gesichertes Arbeitsverhältnis „durchgewunken". Ein unglaublicher Skandal. Hierüber werde ich sicherlich an anderer Stelle noch zu berichten wissen.

Die gute alte Zeit. Die wünschte ich mir schon oft zurück. Meine erfolgreichste Zeit, geschäftlich gesehen, hatte ich ab 1999. Damals gründete ich ein weiteres, eigenständiges Immobilienhandelsunternehmen, welches sich damals ausschließlich mit notleidenden Engagements und deren Abwicklung in Bezug auf das Immobilienvermögen beschränkte.[2] Dieses Geschäft betrieb ich erst regional und später sogar bundesweit. Etwa 135 Immobilien (Gewerbeobjekte, Mehrfamilienhäuser, Grundstücke, Eigentumswohnungen, Ein- und Zweifamilienhäuser, Fabrikgebäude usw.) erwarb ich in der Folge und eignete mir in dieser Zeit ein umfangreiches Fachwissen in Bezug auf dieses Geschäft, dessen Abwicklung, die erfolgreiche Wiedervermarktung und dessen Handhabung an. Sogar mit Frank Farian (alias Franz Reuther) hatte ich einmal geschäftlich zu tun, da wir uns beide für die gleiche „notleidende" Immobilie interessierten. Hierbei erzählte er u. a. auch von seinem neuesten Musikprojekt, welches ich dann etwa ein Jahr später im Radio als Nr. 1-Hit hören konnte, und von Melanie Thornton, über deren Tod er, als ihr Entdecker, sehr bestürzt war.

Diese Tätigkeit und meine diesbezügliche Fachkompetenz würdigte man übrigens bei großen deutschen Versicherungskonzernen und Banken damit, dass ich damals auch bundesweit für diese Unternehmen tätig war und somit auch gutachterliche Stellungnahmen über den Zustand der notleidenden Immobilienengagements für deren weitere Abwicklung verfasste, ohne mir hierbei selbst einen eigenen Vorteil zu verschaffen .

In der ehemaligen DDR erwarb ich 2004 auf diese Weise beispielsweise einen ehemaligen volkseigenen Betrieb der Textilindustrie, welcher damals zum VEB Aprotex zugehörig war. Über die Treuhand wurden die 7 Fabrikationshallen mit eigener Betriebsfeuerwehr, Löschwassersee, großer Betriebskantine, unzähligen Webmaschinen und rd. 15.000 qm Gelände sowie etwa 3.000 qm Fabrikationsfläche seinerzeit für 600.000,– DM verkauft und danach für weitere 1,5 Mio. DM modernisiert. Nach einer 98,88-%igen „Kapitalvernichtung" erwarb ich dann den „Laden" samt Zubehör, Material und Ausstattung zum Schnäppchenpreis direkt vom Insolvenzverwalter.

Allein durch den Verkauf der 200.000 Strampelanzüge für Säuglinge, die sich in einem der 7 Produktionsgebäude befanden, hätte ich möglicherweise auf dem osteuropäischen Markt den Einstandspreis für die Fabrik kurzfristig „erwirtschaften"

[2] Unter „notleidenden Engagements" versteht man Immobilienkredite, welche durch ihre Eigentümer aufgrund Zahlungsschwierigkeiten nicht mehr bedient werden können.

können. Allerdings war ich ja kein „Outlet-Center" für Kindermode im Säuglingsalter. Auch mehrere Hundert Stoffrollen hätte ich bestimmt an den Mann oder die Frau, beispielsweise über eBay, bringen können. Jedenfalls habe ich seitdem genügend „Poliertücher" aus 100 % reiner Baumwolle für die Pflege meiner Autos.

Über dieses Erlebnis berichtete ich übrigens auch den meist aus den neuen Bundesländern stammenden „Insassen" der „Tinnitus-Klinik", in der ich letztes Jahr therapiert wurde. Gespannt erzählte ich dabei auch vom berühmten Honecker-Elternhaus, das ganz in der Nähe der Klinik zu finden war. Prompt schnappten wir uns dann alle ein Farbfoto des „berüchtigten" SED-Funktionärs über „Google" und ließen uns vor dessen Ex-Haus samt Foto in der Hand und „Freundschaftsgruß" ablichten. Ein wahrhaft lustiger Moment, vor allem auch deshalb, weil jeder „Ossi" sich sein eigenes Souvenir mit Brachialgewalt vom Haus „abmeißelte".

So hat jede der rd. 135 von mir auf diese Weise seit 1999 erworbenen Immobilien ihre eigene Geschichte.

Beispielsweise gab es auch Immobiliengeschäfte, die ich als „durchlaufenden Posten" weiter vermarkten konnte. In diesen Fällen führte ich die durch mich im Zwangsvollstreckungsverfahren erworbene Immobilie wieder den ehemaligen Eigentümern oder deren Familienmitgliedern zu, wobei im Endergebnis dann alle zufrieden waren. Die Gläubiger kamen somit zu einem Teil ihrer Forderung und konnten den Rest „steuerfreundlich" abschreiben, ich wiederum vereinnahmte einen großzügigen Gewinn und meine Kunden konnten sich auf diese Weise eines Großteils ihrer diesbezüglichen Schulden entledigen.

Schon bei meinem ersten Geschäft, welches ich 1999 abwickelte, konnte ich nach einer gutachterlichen „Kapitalvernichtung" von rd. 94,4 % und nach einer „kreativen" Aufbereitung einen Gewinn von ca. 350 % erwirtschaften, und das bereits innerhalb von nur drei Wochen. Auch war ich mir nie dafür zu schade, selbst Hand beim Entrümpeln und der „Entmüllung" der Immobilien anzulegen. Nicht selten musste ich dabei auch Tierkadaver und ekelerregenden Müll von Hand entsorgen, weil die Grenze der persönlichen Selbstüberwindung meiner Mitarbeiter zuvor erreicht war.

Eine Neubauvilla (Millionenwert) fand ebenfalls durch mein ebenso gezieltes Vorgehen in kürzester Zeit einen entsprechenden Abnehmer und in Dresden veräußerte ich 2003 einen großen Gewerbehallenkomplex an eine westdeutsche Jagdwaffenmanufaktur.

Es ist daher verdammt schwer, sich und anderen längerfristig nichts mehr beweisen zu müssen. Daran muss ich mich erst noch gewöhnen. Mal sehen, ob es mir dauerhaft gelingen kann.

2002–2004 absolvierte ich, neben meinen zahlreichen privaten und geschäftlichen Aktivitäten, noch eine Ausbildung zum Hubschrauberpiloten, u. a. gemeinsam mit der damals amtierenden Paris-Dakar-Rallye-Meisterin Jutta Kleinschmidt. Übrigens war sie bisher die einzige Frau, die jemals diese Rallye gewann. Diese Idee ist übrigens zufällig am 11.09.2001, also zeitgleich mit den Anschlägen in New York, in mir gereift, was natürlich dazu geführt hatte, dass mich routinemäßig der Verfassungsschutz und das BKA damals gründlich „durchleuchtet" hatten. Hubschrauberfliegen ist seither eine meiner großen Leidenschaften. Hierbei hatte ich einmal eine kuriose Begegnung, während ich mit einem Hubschrauber am Zweibrücker Flughafen eine Platzrunde flog. Plötzlich hatte ich nämlich den Sultan von Brunai auf meiner Funkfrequenz, der ebenfalls eine Ausbildung zum Piloten (für Flächenflugzeuge) absolvierte. Dabei flog er gerade mit mir im Wechsel die Starts und Landungen in einem seiner Privatjets, einem Airbus A 340-200 im Wert von rd. 200 Mio. $. Angesichts seines Privatvermögens von etwa knapp 40 Mrd. US $ (so offizielle Angaben) sicherlich ein für ihn eher bescheidenes Hobby.

Schon als Kind faszinierten mich Hubschrauber aller Art. Spielerisch beschäftigte ich mich daher auch schon früh intensiv, neben meinen Modellautos, mit Flugzeugen und vor allem mit Hubschraubern. Insofern absolvierte ich meine Ausbildung zum Piloten mit großem Interesse und mit viel Energie. Problemlos bestand ich die theoretische Prüfung mit 100 % (in 5 von 6 Fächern) und bereitete mich auch sehr professionell auf die praktische Prüfung vor. Ich denke, man kann sagen, dass ich wie kaum ein anderer meinen Hubschrauber bei der praktischen Prüfung 100 % im Griff hatte. Dies ist wohl bis heute auch so geblieben. Und obwohl am Tage der praktischen Prüfung alle Voraussetzungen für das optimale Bestehen der Prüfung denkbar schlecht waren, meisterte ich dennoch alle Unwägbarkeiten mit Bravur. Mein Prüfer war damals ein „ausgebuffter" alter Hase auf diesem Gebiet und „mit allen Wassern gewaschen". Er flog schon seit Jahren Rettungshubschrauber und war ein gefürchteter und sehr strenger Prüfer. Meine damaligen Pilotenschüler-Kollegen gaben mir Tipps, vor allem die mögliche Flugroute betreffend. Diese Route nahm der Prüfer nämlich immer. Daher flog ich genau diese Route mehrfach im Vorfeld ab, um mich dann später bei der Prüfung aus der Luft besser orientieren zu können.

Am Tage der Prüfung regnete es zeitweise stark und es war auch alles andere als windstill. Aber es sollte noch schlimmer kommen: „Heute fliegen wir beide erstmals eine völlig andere Flugroute als sonst, Herr Heck", sprach mein Prüfer am „Tage des Herrn". „Unsere Route wird heute sein: Mainz – Grünstadt – Worms und wieder zurück nach Mainz." Sichtlich schockiert suchte ich daraufhin vergebens diese Orte auf meiner Flugkarte, was meinen Prüfer dazu veranlasste, mit seinem Finger die Route auf der Karte anzuzeigen. Nachdem sich meine Schockstarre etwas gelegt hatte und ich nun wenigstens die Orte auf der Karte vor meinen Augen hatte, weckte diese Herausforderung offenbar meinen Jagdinstinkt. Ich setzte mich dann an einen Tisch, tätigte in einer Art „Trotzreaktion" eine aktuelle Anfrage betreffend der relevanten Wetterverhältnisse und machte mit meinem Flugnavigationsrechner und meinem Kartenmaterial eine ausführliche Flugvorbereitung innerhalb der vorgegebenen Prüfungszeit von etwa 45 Minuten. Nachdem ich alle Berechnungen (was natürlich Grundvoraussetzung zum Auffinden der vorgegebenen Flugplätze war) bestanden hatte, begaben wir uns auf das Vorfeld, wo der Hubschrauber stand. Leider fing es in diesem Moment heftig an zu regnen und ich hatte natürlich weder eine Jacke noch einen Regenschirm dabei. Ich musste dann vor meinem hämisch grinsenden Prüfer, der übrigens unter einem überdimensional großen Regenschirm stand, eine umfassende Vorflugkontrolle absolvieren, die etwa weitere 40 Minuten andauerte. Ich kletterte dabei hoch zur Taumelscheibe an den Rotorblättern und überprüfte alle Sicherungssplinte und Schrauben. Auch quetschte ich meinen Kopf in das Gehäuse des Triebwerkes und überprüfte seitenweise sicherheitsrelevante Tatbestände, natürlich ebenso am Heckrotor usw.

Ich glaube, in meinem ganzen Leben war ich noch nie so nass, im wahrsten Sinne des Wortes. Selbst meine Unterhose war völlig durchnässt und klebte an mir wie ein großes Stück Tesa-Film, hinzu kam noch der unerbittliche Wind, der mir um die Ohren pfiff. Als auch dies vorüber war, bestiegen wir beide gemeinsam das Cockpit. Innerhalb weniger Sekunden waren alle Scheiben des Cockpits aufgrund der Nässe meiner Kleidung beschlagen und ich sah absolut nichts mehr. Wiederum grinste der Prüfer und sagte kein Wort. Nachdem ich mit ein paar Papiertaschentüchern den feuchten Schmierfilm von den Scheiben entfernt hatte, startete ich das Triebwerk, funkte ein paar Sprechgruppen und flog los, schlimmer konnte es eigentlich nicht mehr kommen, dachte ich.

Allen Unkenrufen zum Trotz und mit voller Konzentration arbeitete ich meine zuvor berechneten Daten und Flugrouten (bei der Prüfung darf man kein Navigationsgerät benutzen) von meinem Kniebrett aus ab. Und als hätte ich nie etwas anderes gemacht, fand ich auf Anhieb exakt alle relevanten Flugpunkte und Flugplätze. Zwischendurch löcherte mich mein Prüfer unentwegt mit Fragen und forderte ständig die Einleitung von Notverfahren. Auf einer Ackerfläche musste ich eine Notlandung simulieren und nach etwa 50 Minuten war ich dann wieder zurück in Mainz und hatte (einmal wieder) mit Bravur bestanden. Bis heute ist die Hubschrauberfliegerei, wie auch schnelles Autofahren, eine besondere Herausforderung und große Befriedigung für mich, in der ich hochkonzentriert 100 % leistungsfähig bin. Dies bestätigen mir auch seit 2004 jedes Jahr unterschiedliche Prüfer bei meinen turnusmäßig zu absolvierenden Checkflügen. Vor allem bei den überaus wichtigen Notverfahren, wie beispielsweise Heckrotorsteuerausfall, Triebwerksausfall usw. behalte ich stets einen kühlen Kopf, bin voll konzentriert und steuere die Maschine behutsam wie im Lehrbuch auf den Boden zu, ohne auch nur ansatzweise einen Fehler zu machen. Hierbei bin ich in der Lage, bei dieser Situation zu hyperfokussieren.

Bei der Vermarktung meiner zahlreichen Immobilien innerhalb meines zuletzt gegründeten Handelsunternehmens hatte ich von 1999 bis etwa 2004 immer spontan eine Idee für ein erfolgreiches Vermarktungskonzept, welches sich meistens auf eine visuelle Aufarbeitungsstrategie beschränkte. Irgendwie gelang es mir immer innerhalb weniger Tage (bei Eigentumswohnungen) und Wochen die Immobilien wieder erfolgreich „aufgepeppt" weiter zu veräußern. Anfänglich machte mir diese Tätigkeit sehr großen Spaß, später war sie eher ein „notwendiges Übel" und zuletzt nur noch eine Last. Dabei war das Geldverdienen so unglaublich einfach, dass ich es selbst heute immer noch nicht fassen kann, dass es Menschen gibt, die ihr erspartes Kapital für lächerliche 2 oder 3 % auf einer Bank anlegen und dazu noch zu einem per anno-Zinssatz. Es musste schon mit dem Teufel zugehen, wenn ich mein Geld damals nicht innerhalb weniger Wochen verdoppeln konnte, also quasi 100 % Gewinn in ein paar Wochen und praktisch ohne Risiko. Ich hätte mein Kapital „Jahrhunderte" auf einer Bank anlegen müssen, um den gleichen Effekt erzielen zu können. Aber für derartige Geschäfte haben sicherlich nur „Hunter" die notwendige Courage, und das ist sicherlich auch gut so.

Bereits Mitte des neuen Jahrzehnts besaß ich sukzessiv insgesamt bereits deutlich mehr Immobilien als in den 90er Jahren Jürgen Schneider (Dr. Jürgen Schneider AG). Gegen Ende des Jahrzehnts hatte ich sogar die Anzahl der Schneider-Immobilien um rd. 100 Immobilien getoppt, allerdings nur in der Anzahl, aber natürlich nicht bei den Immobilienwerten.

Übrigens arbeite ich immer noch mit meinem guten alten Taschenrechner der Marke Texas Instruments, TI 30 Galaxy von 1984, also noch „made in Japan". Wirklich gute Elektronik kam meiner Meinung nach für lange Zeit bisher nur aus Japan. Heutzutage sind solch gute Qualitäten nicht mehr zu bekommen. Dieser Rechner begleitet mich also schon seit 27 Jahren und ich hatte bisher nur einen einzigen Batteriewechsel in all diesen Jahren meiner Schul- und Geschäftszeit, soviel zum „technischen Fortschritt".

Vor kurzem war ich am Wochenende auf einem Kurztrip in die Schweiz, nach Schaffhausen am Rheinfall. Es war eine willkommene Abwechslung zum Alltagsleben hier in der Anstalt. Keine Ahnung, warum ich gerade jetzt hierüber schreibe, aber es kam mir gerade eben spontan in den Sinn. Dort hatte ich wohl die „teuerste Currywurst mit doppelter Portion Pommes" der Welt gegessen. Ganze 23,50 EUR (27,– CHF) kostete das Fast Food. Das sind immerhin rd. 46,– DM! Das nenne ich dann eine echte und auch „gefühlte" Inflation, wenn man bedenkt, dass man für etwa 2,– EUR (also etwa 1.000 % Gewinn an der Wurstbude) eine Wurst und eine Packung Pommes bekommt. Unter diesem Gesichtspunkt war ich wohl bei meinen Immobiliengeschäften doch nicht so erfolgreich. Ich kann also offensichtlich auch noch etwas dazulernen.

Zu allem Überfluss filzte man dann an der Grenze noch mein Auto und zerlegte es dabei fast komplett. Keine Ahnung, was der (un)freundliche Zollbeamte in meinem alten S-Klasse-Mercedes vermutet hatte. Mit dem organisierten Verbrechen habe ich nun wirklich nichts am Hut, jedenfalls nicht bewusst. 2005 hatte ich mich zwar nichtsahnend mit einem dieser „Familienmitglieder" am Flughafen „Charles de Gaulle" in Paris getroffen, um mit ihm dort einen Immobiliendeal zu besprechen. Als mir dabei jedoch klar wurde, mit wem ich es zu tun hatte, machte ich mich relativ schnell wieder aus dem Staub und war wirklich heilfroh, als ich wieder zu Hause in meinem Büro war.

Christof hat mir gestern unter dem Frühstückstisch ans Bein getreten, als ich den anderen erklären wollte, wie man mit relativ wenig Geld in kürzester Zeit relativ viel Geld verdienen kann. Später erklärte er mir, dass „Nicht-AD(H)Sler" (also Farmer) eine andere Sichtweise haben und sie sich psychologisch bei derartigen Äußerungen in ihrem Selbstwertgefühl erniedrigt sehen und dann eine innerliche „Abwehrhaltung" einnehmen. Andererseits bestehe auch die Gefahr, dass man mich als einen „Spinner" oder „Angeber" aburteile. Keiner der an dem Tisch Sitzenden würde also die Botschaft, die ich sicherlich in „bester Absicht" und zum Vorteil der anderen verbreiten wollte, verstehen wollen. Insofern sollte ich mir derartige Kommentare zukünftig sparen, meinte er. Dessen war ich mir noch nie bewusst, wunderte mich immer nur über die „desinteressierten" Reaktionen, wenn ich von Zeit zu Zeit in der Öffentlichkeit über meine vielen Ideen sprach.

Obwohl Christof ganze 9 Jahre jünger ist als ich, ist er mir in Sachen Menschenkenntnis um einiges voraus. Hier war ich bisher immer äußerst naiv. Zum Beispiel hatte ich in der Vergangenheit in den letzten 18 Jahren an so genannte „Freunde" schon oft Geld ausgeliehen, insgesamt bisher etwa 68.000,– EUR. Diese Gelder habe ich bis heute niemals zurückbekommen. Dennoch sah ich mich bisher außerstande, hier kräftig auf den Tisch zu klopfen und mein diesbezügliches Recht einzufordern. Im Gegenteil! Ich kommuniziere mit diesen Leuten immer noch, als wenn nichts geschehen wäre, und offensichtlich denken diese auch, dass ich das „vergessen“ habe. Andererseits möchte ich auch keinen Streit und nehme daher den Verlust des Geldes billigend in Kauf. Dies ist wohl auch eines der typischen AD(H)S-Merkmale, an denen ich persönlich dringend arbeiten muss.

Christof hingegen hat seine Naivität bereits mit mehreren Millionen EUR entgangenen Gewinns bezahlen müssen. Daher ist er hier bereits wesentlich sensibilisierter als ich. Ich glaube, ich hatte schon einmal erwähnt, dass er weltweit bereits überaus erfolgreich mehrere eigene Firmen und Konzerne selbstständig aufgebaut hat. Er ist ein Pionier des internetgestützten Outplacements im gehobenen Personalmanagement und entwickelte hierbei bereits 2001 (damals war er 24 Jahre alt) mehrere Konzepte, welche seither in vielen internationalen Weltkonzernen mit entsprechenden Milliardenumsätzen erfolgreich eingesetzt werden. In dieser „Nische“ ist er genial und einzigartig und meiner Meinung nach weltweit der einzige, der dies gedanklich auch sehr kurzfristig und „marktgerecht“ umsetzen kann. Diese Genialität wurde jedoch in der Vergangenheit mehrfach von „Trittbrettfahrern“ und „falschen Freunden“ ausgenutzt und seine Ideen wurden somit von diesen Leuten mit höchst krimineller Energie 1 zu 1 übernommen und erfolgreich bei diesen Unternehmen vermarktet. Immerhin sprechen wir von Konzernen mit mehreren Millionen Mitarbeitern und entsprechend von 2-stelligen Millionenumsätzen im Personalmanagement.

Stolz zeigt er mir in diesem Zusammenhang zahlreiche Interviews und Statements, die er bereits in der „Fachwelt“ abgegeben hatte.

Momentan arbeitet er übrigens ebenfalls hier in der Klinik an seinem ersten wissenschaftlichen Buch über dieses Thema, welches sicherlich international seine Abnehmer nach Veröffentlichung finden wird. 200 Seiten hat er bisher geschrieben und damit ist er mir etwa um ganze 80 Seiten voraus. Die Führungsriege einer bekannten Baumarktkette hat bereits großes Interesse an der Veröffentlichung bekundet und steht mit ihm in ständigem E-Mail-Kontakt.

2009 und auf dem Höhepunkt meiner bisherigen umfangreichen Immobilientätigkeit erweiterte ich den Firmenzweck meines zuletzt gegründeten Immobilienhandelsunternehmens um die gewerbliche Hubschrauberfliegerei. Ich erwarb also zusätzlich noch einen eigenen 4-sitzigen Hubschrauber in Birmingham (GB) und bot fortan auch gewerbliche Hubschrauberflüge und entsprechende Dienstleistungen in ganz Deutschland an, was meiner Gesundheit allerdings zusätzlich zu der bereits bestehenden Mehrfachbelastung noch mehr abverlangte.

15. Kapitel

AD(H)S & Partnerschaft aus Autorensicht

Grundsätzlich ist es schwierig, mit einem AD(H)S-Betroffenen in einer Partnerschaft zu leben. Grundsätzlich bedeutet allerdings nicht, dass dies unmöglich ist. Auch bedeutet es nicht, dass eine derartige Beziehung bei Einhaltung bestimmter „Parameter" nicht dauerhaft von Erfolg gekrönt sein kann. Wichtig ist hierbei, dass der andere Partner von dem grundsätzlichen Verhaltensmuster bei AD(H)S und dem speziellen Verhaltensmuster des jeweiligen Partners Kenntnis hat. Das allein ist schon der erste Schritt in ein dauerhaftes Gelingen der Beziehung. Ich spreche allerdings hier nur über die Beziehung zwischen AD(H)S-Betroffenen und Nicht-AD(H)S-Betroffenen.

Längerfristige Beziehungen hatte ich bisher 4, einschließlich der 15-jährigen Beziehung mit meiner Frau, welche durch ihren Suizid im Jahre 2004 abrupt und äußerst schmerzlich beendet wurde.

Meide Menschen, die dir nicht guttun. Diese Aussage betrifft vor allem den von AD(H)S „Geplagten". Sie ist jedoch gleichzeitig eine Botschaft für alle diejenigen, die von vorneherein mit einer AD(H)S-Problematik nichts anfangen können oder vielmehr *nichts anfangen wollen*. Durch mangelnde Akzeptanz des nichtbetroffenen Partners ist ein entsprechender Konflikt bereits „vorprogrammiert". Die Raten von Scheidungen bzw. von Beziehungskonflikten, bei denen AD(H)S eine Rolle gespielt hat, sind nachgewiesenermaßen deutlich erhöht.[1]

Impulsivität, unkontrollierte Wutausbrüche und Vergesslichkeit können schnell bei dem anderen Partner den Eindruck erwecken, dass man sich in der Beziehung nicht bemüht oder desinteressiert ist. Siehe hierzu auch Kapitel 3. Natürlich ist dies meistens nicht der Fall, sondern nur eine von vielen „erklärbaren" Erscheinungen.

Meine Frau war eine Art „Berufspessimistin". Erschwerend kam noch eine genetisch bedingte depressive Komponente hinzu, die sie letztendlich in den Suizid getrieben hat. Durch ihre ständigen Ängste und negative Grundeinstellung bei der Mehrheit meiner beruflichen und privaten Tätigkeiten gerieten wir während unserer langjährigen Beziehung nahezu ständig in Konflikt. Dementsprechend oft gab es auch Streitereien und Auseinandersetzungen. Allerdings gelang es mir über weite Strecken auch, ihre diesbezüglichen Bedenken auszuräumen und nur dann konnte es auch dauerhaft funktionieren. Insofern stand sie mir in all den Jahren auch oft als „Coach" bei meinen Tätigkeiten zur Verfügung und hielt mir dabei entsprechend den Rücken frei. Andererseits gab es auch zahlreiche Situationen, wo sie meine Kompetenz in Frage stellte, was dann natürlich ein vermehrtes, exzessives Geschäftsverhalten meinerseits zur Folge hatte.

Diese Beziehung mit meiner Frau hatte also auch von meiner Seite über weite Strecken gut und verständnisvoll funktioniert. AD(H)S war damals nur bei mei-

[1] Vergleiche hierzu ADHS im Erwachsenenalter. Patientenratgeber Dr. med. Esther Sobanski. Hrsgg. von MEDICE Arzneimittel Pütter GmbH & Co. KG, S. 18.

nem Sohn ein Thema. Dass ich selbst daran offensichtlich litt, war uns beiden seinerzeit nicht bewusst. Ihre vielen depressiven Episoden, für die ich wegen meiner vielen beruflichen Engagements nie die notwendige „Antenne“ hatte, führten letztendlich aber zu einem massiven gegenseitigen Unverständnis. Ansonsten hätte diese Verbindung wohl noch Jahre und Jahrzehnte überdauern können.

Die Umstände ihres entsetzlichen Freitodes waren damals so schrecklich, dass diese Erlebnisse für meinen Sohn und mich in einem Trauma endeten, welches wir beide bis heute nicht überwunden haben. Durch unser AD(H)S waren wir allerdings bislang über weite Strecken in der Lage, diese nicht verarbeiteten Prozesse (anders als bei nicht von AD(H)S-Betroffenen) über einen längeren Zeitraum im Unterbewusstsein zu vergraben.

Speziell in meinem Fall bedeutet dies daher die Inanspruchnahme professioneller Hilfe. Dieses Gefühl habe ich bis heute allerdings noch nicht erlangt. Immerhin befinde ich mich bereits in der 6. Woche meines Klinikaufenthaltes. Wenigstens funktioniert seit vorgestern mein Telefon. Die Fugen der Patientenduschen im hauseigenen Schwimmbad sind leider immer noch nicht repariert. Aber das ist ja nichts Neues. Man braucht schon starke Nerven, um die Dinge hier zu beobachten. Zu Hause würden mich diese Kleinigkeiten ganz schön in Trab halten.

Ich habe gesehen, dass der Laminatboden im Aufenthaltsraum der Klinik gänzlich ausgetauscht werden soll. Hier hätte ich für die ganz wenigen fehlerhaften Stellen eine völlig andere, viel effizientere, kreativere und billige Sofortlösung des Problems parat. Aber mich fragt hier ja niemand und mittlerweile ist es mir auch wirklich zu blöd, mich ständig jedem aufdrängen zu müssen, nur weil die Mehrheit hier eine andere Sichtweise der Dinge hat.

Wenn ich mich hier in den gesamten Klinikablauf einbringen könnte, würde ich den ganzen Laden von Grund auf völlig neu strukturieren und störungsspezifisch kategorisieren und entsprechend krankenkassenfreundlich „umkrempeln“. Es kann doch nicht sein, dass alle Patienten, gleich welches individuelles Beschwerdebild, über den „selben Kamm geschert“ werden, denke ich mir. Ob das wohl überall so ist, frage ich mich? Es bleibt mir wohl nichts anderes übrig, als weiterhin zähneknirschend den Dingen ihren Lauf zu lassen oder – wie der Saarländer sagt – „den Ball flach zu halten“ und weiterhin zu hoffen, dass ich irgendwann einmal einer wirksamen und nachhaltigen Therapie zugeführt werde. Dies gilt vor allem auch für die richtige Medikation. Von den Ärzten hier empfiehlt jeder etwas anderes. Frage ich 5 davon, dann habe ich 5 Medikations-Empfehlungen. Und selbst wenn der angebliche „AD(H)S-Spezialist“ dieser Klinik, bei dem ich leider nicht in Behandlung bin, meine derzeitige Medikation infrage stellt, so lässt man den Dingen dennoch ihren Lauf. Schließlich „hackt die eine Krähe der anderen kein Auge aus“. Es ist wirklich unfassbar. Nun gut. Vielleicht ist das ja dann doch am Ende für etwas gut, wer weiß.

Christof, Josef und ich sitzen in der Lobby, zwirbeln uns AD(H)S-typisch an den Haaren und sind alle der gleichen Meinung. Zusammen sind wir nun 25 Wochen hier und unzufrieden. Kopfschüttelnd beraten wir also, wie wir morgen die Zeit „totschlagen“ sollen, während die anderen (also Patienten mit „Normal“-Depressionen) über ihre Probleme in den zahlreichen Gruppen „fachsimpeln“ und sich danach „besser fühlen“.

Wie man meiner diesbezüglichen Darstellung unschwer entnehmen kann, ist heute wieder ein eher schlechter Tag und das Nichts hat mich wieder voll im Griff.

Nach dem Tod meiner Frau fühlte ich mich etwa für 16 Monate zu einer Frau mit ebenfalls starker depressiver Tendenz hingezogen. Diese Beziehung war leider nicht von lang anhaltender Dauer, was auch nicht weiter verwunderlich war.

Anna, die aus Frankfurt stammte, fehlte es gänzlich an der notwendigen Akzeptanz meiner Symptomatik. AD(H)S wurde von ihr nur „belächelt". Außerdem verbrachte sie etwa 90 % des Tages mit ihren Tieren und war über jede diesbezügliche Kritik erhaben. Erschwerend kam noch hinzu, dass sie Veganerin (Extremform des Vegetariers) war und mit meinem Sohn nicht das Geringste „am Hut" und auch keinerlei Verständnis oder gar einen Familiensinn hatte. Mindestens zweimal pro Woche hatten wir seinerzeit handfeste und lautstarke Auseinandersetzungen. Das war also für eine dauerhafte Form des Zusammenlebens ein komplettes „No-Go" und damit wiederum eine sehr lehrreiche Erfahrung für mich. Die positive Entwicklung meines Sohnes lag mir verständlicherweise aufgrund der schrecklichen Ereignisse der Vergangenheit immer sehr am Herzen. Weitreichende Hilfestellungen seitens der Familie meiner damaligen Freundin, beispielsweise bei diversen Tagesstrukturierungen usw., wurden auch nicht angeboten und somit auch indirekt die Gesamtheit und die Komplexität unserer vielfältigen Probleme nicht richtig eingeschätzt. Gewollt oder ungewollt, das sei einmal an dieser Stelle dahingestellt. Das Funktionieren einer entsprechenden Beziehung mit emotionaler Stabilität, was für AD(H)S-Menschen elementar ist, wurde meiner Meinung nach offensichtlich auch nicht wirklich forciert. Auch verkannte man dort das ungeheure Belastungspotential der eigenen Tochter in Bezug auf das Vorliegen einer schwerwiegenden endogenen Depression, obwohl ich dieses überaus wichtige Thema dort mehrfach zum Ausdruck gebracht hatte.

Was für mich subjektiv am Ende dieser Beziehung sehr belastend war, war die Tatsache, dass ich dieser Frau durch meinen Ideenreichtum zu ungeahnten beruflichen Erfolgen im 6-stelligen Euro-Bereich verholfen hatte, ganz zu schweigen von der Überhäufung mit exorbitant teuren Geschenken (inklusive Porsche 911), die ich ihr während unserer Beziehung gemacht hatte. Meine diesbezügliche Kränkung beschränkte sich hierbei ausschließlich auf die mangelnde Anerkennung meiner Bemühungen und Leistungen. Am Ende der Beziehung wurde ich sogar mit zahlreichen Vorwürfen, auch von der Familie, überhäuft, ohne mir bis heute einer Schuld überhaupt bewusst zu sein. Darüber hinaus wurde ich sogar mehrmals körperlich und auch verbal attackiert und mein Auto wurde in der Trennungsphase mehrmals demoliert. All diese Ereignisse bestätigten meinen Entschluss als den einzig richtigen, den ich damals getroffen hatte.

Beziehungskrisen dominieren derweil auch unseren Tisch im Speisesaal der „Anstalt". Betty und Tanja bitten die Männer an unserem Tisch um eine brauchbare Stellungnahme für derzeit unerklärbare Verhaltensphänomene ihrer „Ex"-Freunde bei Facebook. Dies macht erneut deutlich, wie verschieden die Geschlechter wohl im Hirn funktionieren müssen. Kopfschüttelnd lehnt das männliche Geschlecht eine entsprechende Stellungnahme ab und die beiden blättern weiter online ratsuchend in ihren Touchscreen-iPhones.

Eine weitere Beziehung nach dem Tod meiner Frau toppte allerdings an negativen Erfahrungen alles, was man sich vorstellen kann. Was so unglaublich schön, harmonisch, familiär und überaus verständnis- und liebevoll anfing, endete für meinen Sohn und mich am Ende in einer emotionalen Katastrophe.

Wie bereits mehrfach erwähnt, besitzen Menschen mit AD(H)S eine gewisse Grundnaivität und sehen somit grundsätzlich immer das Positive und Gute an einem Menschen. Das gilt auch für eine ausgeprägte Sensibilität und Emotionalität, was man diesen Menschen selbstverständlich augenscheinlich aufgrund ihrer „verzerrten" Wahrnehmung nicht ansieht. Somit gilt dies im Besonderen auch für mich.

Es geschah 2007 und daher in jener Zeit, als ich bereits körperlich sehr geschwächt und emotional äußerst labil war. Meine rd. 18 Jahre jüngere neue Lebensgefährtin namens Jessy lernte ich dabei eher zufällig kennen. Sie war gebürtige Holländerin und trotz des hohen Altersunterschieds fühlte ich mich durch ihre scheinbare Fürsorge, vor allem in Bezug auf meinen Sohn, „magnetisch" hingezogen. Als ausgebildete Erzieherin mit einem Faible zur Spiritualität schien sie das perfekte Bindeglied zu uns zu sein. Daher verliefen die ersten sechs Monate unserer Beziehung trotz anfänglicher Schwierigkeiten einigermaßen harmonisch. Sie kümmerte sich (scheinbar) liebevoll um meinen Sohn, brachte ihn ins Bett, bereitete ihm das Frühstück und kümmerte sich sehr engagiert um seine schulischen Belange. Natürlich zog sie auch innerhalb weniger Wochen bei uns in St. Wendel ein und als gelernte „Fachkraft" auf diesem Gebiet schien ihr das auch alles sehr zu gefallen. Auch was die anderen Abläufe unseres Zusammenlebens und die Freizeitgestaltung betraf, hatte ich während dieser Zeit stets den Eindruck, dass wir alle drei sehr gut miteinander harmonierten. Natürlich bemühte auch ich mich um ein dauerhaftes Funktionieren unseres Zusammenlebens, so gut, wie ich es trotz erheblich geschwächter Form nur eben konnte.

Etwa nach einem halben Jahr nahm ihr diesbezügliches Engagement etwas ab, da sie sicherlich durch ihre neue Arbeitsstelle in Vollzeit auch beruflich mehr gefordert wurde. Bei ihr machte ich allerdings gleichermaßen wieder den Fehler und überhäufte auch sie mit exorbitant teuren Geschenken, inklusive Mercedes S-Klasse-Coupé und einer von ihr gewünschten plastischen Operation oberhalb der Gürtellinie.

Da sie in ihrem Job ebenfalls unzufrieden schien, verhalf ich ihr darüber hinaus – wie bereits bei ihrer Vorgängerin – zu ungeahnten geschäftlichen Erfolgen durch die Verwirklichung einer lukrativen Geschäftsidee auf selbstständiger Basis.

Hierbei war sie in der Lage, einerseits gutes Geld zu verdienen und andererseits über ein hohes Maß an Tagesfreizeit zu verfügen, was sie dazu veranlasste, sich immer weniger um die Belange unseres Zusammenseins zu bemühen, indem sie tagsüber stundenlang mit dem Auto unterwegs war oder im Internet maß- und ziellos herumsurfte, nachdem sie meist erst gegen Mittag aus dem Bett gefunden hatte. Als „gefühlte" Hausherrin verfügte sie darüber hinaus auch über die kosten- und sozialversicherungspflichtige Einstellung (natürlich zu Lasten meines Einkommens) ihrer eigenen Mutter als „Reinemachefrau". Diese putzte dann meist, „während sie schlief".

Zwischenzeitlich wurde ihr von einer befreundeten Frau die Patenschaft ihres neugeborenen Kindes anvertraut, deren Betreuung sie ab diesem Zeitpunkt äußerst ernst zu nehmen schien. Gleichermaßen nahm ihr Interesse an meinem Sohn dabei weiter ab und endete am Schluss unserer Beziehung bei null. Auch die anfängliche, pausenlose Fürsorge und das Interesse für das neugeborene Kind der

Freundin endeten letztlich, nach etwa 12 Monaten, ebenfalls bei null. Mehr und mehr stellte sich im Laufe der Zeit heraus, dass sie in Bezug auf all ihre Aktivitäten eine sehr große „Sprunghaftigkeit“ an den Tag legte.

Sehr befremdet war ich auch über die Tatsache, dass sie meinen sich zunehmend verschlechternden Zustand nicht wahrzunehmen vermochte, gleichzeitig aber in ihrem sonstigen Umfeld mit einer ausführlichen „Wohlfühlberatung“ überall und äußerst engagiert unterwegs war.

Während sich mein labiler Zustand durch „verbale Attacken“ und „Weinkrämpfe“ immer weiter verschlechterte, offenbarte sie immer mehr ihren wahren Charakter. Als ich sie gegen Ende unserer Beziehung mehrmals darauf aufmerksam machte, dass mit mir psychisch und physisch etwas nicht stimmte und ich dringend Hilfe in Anspruch nehmen müsse, bemängelte sie nur mein „gestörtes“ Verhältnis zu meinem Sohn, welches ich „beseitigen“ müsse, was äußerst langwierig und gleichsam „mühselig“ wäre. Auch wäre ich emotional unterkühlt und würde nur „dem schnellen Geld“ hinterherlaufen. Die Tragweite meines komplexen psychischen und physischen Problems, kombiniert mit meiner ausgeprägten AD(H)S und dem enormen „Belastungsdruck“, dem ich ausgeliefert war, auch wegen der AD(H)S-Problematik meines „anstrengenden“ Sohnes und meiner PTSD, konnte sie als „Gefühlsexpertin“ offensichtlich nicht im Entferntesten deuten. Dabei bin ich wirklich alles andere als emotional unterkühlt. Gerade diese enorme Emotionalität zeichnet einen Menschen mit AD(H)S im Besonderen aus. Dafür hatte sie allerdings keinerlei Gespür und es war ihr offensichtlich auch völlig gleichgültig. Sie hatte offenbar auch zu keiner Zeit ernsthaftes Interesse daran, sich mit mir und meinen ernsten Problemen auseinanderzusetzen. Im Fokus stand für sie immer nur ihr aufreizendes Outfit, ihre angestrebte „Gesangskarriere“, ihr Aussehen, ihre zahlreichen Selbstportraits, ihre chamäleonähnlichen Fingernägel, ihre künstlichen Haare samt Oberweite, ihre selbstgemachten, aufreizenden Videoclips und natürlich ihr umfangreiches „spirituelles“ Fachwissen (?) sowie ihre sozialen Netzwerke im Internet – umfangreiche „Foto-Selbstinszenierungen“ inklusive – und selbstverständlich auch ihr topaktuelles Touchscreen-Handy mit ebensolchem Laptop. Diese Dinge waren für mich in meiner damaligen Verfassung leider immer „nebensächlich“. Insofern bin ich ihr heute überaus dankbar, dass sie während meiner schlimmsten Lebenskrise über das World Wide Web einen anderen hochambitionierten „Lebensabschnittsbegleiter“ mit ebensolchem Fachwissen (?) auf dem Gebiet der „modernen Kampfkunst“ und der „positiven Lebensgestaltung“ kurzfristig rekrutierte und mit ihm dann zum 18. Male innerhalb von nur 8 Jahren (also 2,3 Umzüge pro Jahr) mit „Sack und Pack“ samt „chronisch-meinungsloser“ Mutter als „Reinemachefrau“ in eine andere Wohnung wie ein Nomade weiterzog.

Was für mich wiederum gegen Ende dieser Farce sehr bedrückend war, war, wie bereits bei der vorherigen Beziehung, die Tatsache, dass meine Bemühungen um ein unabhängiges, erfolgreiches und finanziell abgesichertes Leben wiederum nicht ansatzweise gewürdigt wurden. Immerhin konnte ich ihr durch meine Interventionen 43 Jahre sozialversicherungspflichtiges, hartes Arbeiten ersparen. Dies darf natürlich nicht falsch verstanden werden. Sicherlich ist Geld so ziemlich das Unwichtigste in einer guten Beziehung. Allerdings lege ich grundsätzlich immer größten Wert auf die beeinflussbaren, äußeren Rahmenbedingungen und versuche daher immer am Anfang der Verbindung günstige Voraussetzungen zum Gelingen der dauerhaft von Erfolg gekrönten Partnerschaft zu schaffen. Ich denke, dies ist durchaus als legitim und fair zu vertreten.

Um einiges schlimmer wurden diese bedrückenden Gefühle, als ich wenige Monate später im Internet, zusammen mit meinem Sohn, bei eBay etwas Belangloses recherchierte. Plötzlich und unerwartet sahen wir auf der Startseite dieser Internetbörse eine zu versteigernde Uhr, welche ich meiner „aufgepeppten Ex-Modepuppe“, zusammen mit einer Gravur versehen (diese hatte mein Sohn damals bezahlt), zu Weihnachten geschenkt hatte. Diese luxuriöse Schweizer Uhr ließ ich, zusammen mit meinem Sohn, nach speziellen Vorgaben durch einen namhaften Juwelier extra als Weihnachtsgeschenk individuell und unverwechselbar anfertigen. Sichtlich schockiert recherchierten wir beide dann die Verkäuferin bzw. den entsprechenden „Pseudonamen“. Bei dieser und weiteren Recherchen fanden wir ferner heraus, dass es sich zweifelsfrei um sie und ihren neuen „Begleiter“ (sie verkaufte unter 2 Pseudonamen) handelte. Alle ihr jemals gemachten Geschenke und „kleinen Aufmerksamkeiten“, sei es zu Weihnachten, zu Ostern, bei Geschäftsreisen oder für Geburtstage usw., verbargen sich als „Topangebote“ hinter diesen beiden eBay-Namen. Ich denke, jeder, der diese Zeilen liest, kann nachvollziehen, wie mein Sohn und ich uns dabei gefühlt hatten. Es war schon sehr kränkend, aber irgendwie entsprach es auch dem Gesamtbild der begnadeten „Wohlfühlberaterin“.

Auch heute, gut zwei Jahre nach diesen Ereignissen, frage ich mich gelegentlich noch, welchen bösartigen und schlechten Charakter man eigentlich haben muss, wenn man so eiskalt und emotionslos auf den Gefühlen seiner engsten Vertrauten und „Schutzbefohlenen“ herumtritt. Diese prägende Erfahrung war also für mich und natürlich auch für meinen emotional stark gebeutelten Sohn im Hinblick auf eine etwaige fachliche Kompetenz als Erzieherin einfach nur grotesk und in Bezug auf ihre angebliche Spiritualität als selbsternannte Expertin auf diesen Gebieten hochgradig lächerlich.

Alles in allem war es wohl, rückwirkend betrachtet, eine „Fügung Gottes“, dass ich am Ende aus einer so leidvollen Beziehung befreit und von der „kindlichen Kaiserin“ erlöst wurde.

Ich versuche daher in Zukunft grundsätzlich Menschen zu meiden, die mir nicht guttun und im Kern über einen schlechten Charakter verfügen. Im Besonderen gilt dies natürlich auch für die Partnerschaft. Ich brauche Menschen, die meine Fürsorge schätzen und in meine Gefühlswelt eindringen können, die sich dafür interessieren und auch ein Gespür dafür entwickeln können. Jemandem eine Freude zu bereiten, ist für mich immer schon wesentlich befriedigender gewesen, als selbst üppig beschenkt zu werden. Nur wer mich wirklich *richtig* kennt, weiß, was ich damit meine. Für all die anderen Menschen war ich immer jemand, der auf materielle Dinge fixiert war und ist. Nur *sehr wenige* Menschen wissen daher, dass ich mich auch an den kleinsten Kleinigkeiten oder Ereignissen wirklich richtig erfreuen kann und dass materielle Dinge und meine diesbezüglichen Errungenschaften nur „Begleiterscheinungen“ meiner AD(H)S-Problematik, gepaart mit einer anhaltenden Selbstwertkrise durch das Streben nach bislang unerreichter Anerkennung, waren. Dies gilt besonders auch für meinen Sohn, der kaum etwas über die Existenz und die visionäre Vielseitigkeit seines Vaters in der Öffentlichkeit preisgibt, im Gegenteil. Diese Eigenschaft zeichnet ihn daher in gewisser Weise im Hinblick auf seine eigene Persönlichkeit besonders aus. Gerade deshalb sollte man als

Partner in einer Beziehung beim Vorhandensein einer AD(H)S-Problematik unbedingt in der Lage sein, ein gewisses Gespür für die Bedürfnisse, die Tragweite und die Grundsatzproblematik des anderen entwickeln zu können. Wenn dies nicht der Fall ist, sollte die Verbindung schnellstens beendet werden. So jedenfalls meine nüchterne Erkenntnis.

Vielleicht sollte ich darüber nachdenken, einen umfassenden AD(H)S-Beziehungsratgeber herauszubringen.

Das Leben schreibt bekanntlich die besten Geschichten. Aus diesem Grund kann ich zum wiederholten Male ein Liedchen davon singen. Heute Mittag befand ich mich erstmals mit einer erhöhten Methylphenidat-Dosis in meinem Blut (30 mg retardiert) auf dem Weg ins Kunstmuseum in Basel. Bereits während der Autofahrt wurde ich von einem Gefühl der „Schwerelosigkeit" überwältigt. Nicht, dass es mir unangenehm gewesen wäre, aber die Tatsache, dass ich ohne Vignette die Schweizer Autobahn nutzte, sämtliche rote Ampeln in Basel ignorierte und obendrein im Kunstmuseum randalierte, als ich den Toilettenausgang nicht mehr fand, bestärkte mich nun doch in der Annahme, dass ich, zumindest bei meiner AD(H)S, derzeit „übertherapiert" bin. Durch ein völlig neuartiges Gefühl der passiven Bewusstseinserweiterung war ich gefesselt und fasziniert zugleich von der Farbenvielfalt von Claude Monet und der Art, wie er seine Farben gegen Ende des 20. Jahrhunderts kompromisslos und einfach eingesetzt hatte. Besonders die hellen Pastelltöne bei „Das Mittelmeer bei Antibes" und die ungleich und unruhig anmutende Pinselführung, kombiniert mit einer bestechenden Leichtigkeit beim Verändern der Blickrichtung, übten eine fast magische Anziehungskraft auf mich aus. Ich „presste" also leicht torkelnd meine Nase und meine Augen förmlich an dieses unglaublich inspirierende Gemälde und wunderte mich über die dilettantischen Sicherheitsvorkehrungen bei derart bedeutenden Werken des Impressionismus-Genies. Dies wurde mir jedoch bei ebensolcher kunstkritischer Betrachtungsweise von Monets Seerosenweiher zum Verhängnis, als ich bei „Fondation Beyeler" hierbei kurzerhand den Hausalarm auslöste und daraufhin höflich aus dem Gebäude hinausgebeten wurde.

Ich für meine Begriffe mag eher die lebensbejahende Genialität der Einfachheit, so wie sie sich in den Werken Monets widerspiegelt. Mit Andy Warhol und der amerikanischen Pop Art kann ich bzw. möchte ich beispielsweise nichts anfangen. Diese skurrilen, oftmals bizarren, bedrohlichen und provokanten Werke üben eine negative Empfindung auf mich aus. Besonders provozierend fand ich heute z. B. Warhols „5 Tote, 17-mal in Schwarz-Weiß". Dies erinnerte mich spontan an ein „Kunstwerk", welches ich mir vor Jahren im Deutschen Hygienemuseum in Dresden angeschaut hatte. Damals handelte es sich um eine abgeschnittene, gepiercte und mumifizierte Zunge eines brasilianischen Straßenkindes hinter einem kleinen Plexiglaskasten. Wie hat wohl in den 1960er Jahren eine Kommunikation zwischen Warhol und Jim Morrison (Doors) in seiner „Factory" ausgesehen? Naja, eigentlich will ich das gar nicht wissen.

Provokantes, davon gibt es bekanntlich reichlich in der „Anstalt". Nach meiner Rückkehr aus Basel knöpfte ich mir am Abend den diensthabenden Assistenzarzt des Hauses vor. Ich machte ihm unmissverständlich klar, dass ich ab sofort meine Medikinet-Dosis um mindestens 10 mg reduziert haben möchte, womit er auch sofort einverstanden war. Nebenbei erfahre ich von ihm, dass er in der AD(H)S-Ambulanz einer anderen Klinik tätig sei und dort bereits viele erwachsene Patienten mit sehr geringer Dosis erfolgreich behandelt habe.

Sichtlich erleichtert freue ich mich im Anschluss an dieses Gespräch auf einen gemütlichen Pizzaabend in der benachbarten Fußgängerzone, ohne zu wissen, was mich später am Abend an der Eingangspforte, wie nachfolgend geschildert, noch erwarten sollte.

Alkoholkontrolle! Polizei? Oder was? Bitte rechts ran und Platz nehmen bei der Nachtschwester. Das zweite Blasröhrchen bei mir in fast 7 Wochen. Alkoholpegel 0,1 Promille. Um Gottes Willen. Nicht darauf geachtet, dass im Speiseeis Likör war. Verdammt! Aufstand, Einzelgespräch, Anprangerung, Demütigung, Bloßstellung, Geschrei in der Lobby, beim Diensthabenden zum Appell, Selbstzweifel. Habe ich doch ein Alkoholproblem? Dabei sind meine Leber- und Bauchspeicheldrüsenwerte im unteren Normbereich und somit optimal. Kindergarten? Bundeswehrgrundausbildungsmaßregelung oder Polizeigefühl? Ich kann es nicht genau sagen. Irgendwie von jedem etwas.

Fassen wir also die letzten 7 Wochen wie folgt kurz und chronologisch zusammen:

Aufnahmegespräch beim „gefühlten" AD(H)S-Arzt. *Umfassende Erläuterung meiner Beschwerden* und Entwickeln einer individuellen Medikation und Strategie mit Testungen, Konzept schien mir schlüssig und fundiert, Verärgerung, weil mein Telefon nicht funktioniert, Umzug in ein neues Zimmer wegen nächtlichem Lärm, Aufnahmegespräch mit weiterem Arzt, motorische Testungen, umfassende Erläuterung meiner Beschwerden zum *zweiten Mal*, Bluttests usw., Telefon funktioniert auch im neuen Zimmer nicht und Fliesen in der Dusche haben keine Fugen, Zuweisung eines Therapeuten, umfassende Erläuterung meiner Beschwerden zum *dritten Mal*, Zuweisung in die „Suchtgruppe" (dies erfuhr ich erst gestern durch einen Patienten), umfassende Erläuterung meiner Beschwerden zum *vierten Mal* beim leitenden Oberarzt dieser Gruppe, Verabreichung eines Schlafmittels, bei dem ich am nächsten Tag erst gegen Mittag leistungsfähig bin, Einsatz einer neuen Therapeutin, da der „alte" in eine neue Klinik gewechselt ist, umfassende Erläuterung meiner Beschwerden zum *fünften Mal* bei meiner neuen Therapeutin, Therapieunstimmigkeiten gepaart mit Ignoranz bezüglich Primärziel mit dem zuständigen Arzt, zahlreiche ungeeignete Maßnahmen, kaum Entspannungsübungen, erst nach fünf Wochen Aufenthalt wird meine Medikation endlich im Hinblick auf meine subjektiven Beschwerden umgestellt, ebenso wird das „kontraproduktive" Schlafmittel ausgetauscht. Erstmals habe ich einen Termin mit dem leitenden Psychologen und PTSD-Spezialisten, massiver Ärger mit einem „Bewegungstherapeuten" in der Sporthalle, rein zufällig treffe ich auf dem Krankenhausflur den Klinikdirektor, Fokussierung meines Beschwerdebildes schwerpunktmäßig auf meine AD(H)S durch meinen „Gruppenführer", daher Einsatz einer viel zu hohen Methylphenidat-Dosis ohne ausreichende, vorherige Testung durch unretardierte Präparate, Bewusstseinserweiterung in der Schweiz, Randale im Museum, Alkoholkontrolle, Polizeigefühl. Und gestern erfahre ich von Christof, dass letzte Woche erst eine Patientenakte vertauscht und daraufhin falsche Medikamente verabreicht wurden.

Was würde wohl mein alter Freund Dürrenmatt dazu sagen? Vielleicht: „Lies doch mal meine Physiker!" Ich bin wirklich irritiert. Vielleicht bin ich auch zu streng mit allem und jedem, keine Ahnung.

Sichtlich genervt und voller Groll über derart viel Unprofessionalität und organisatorisches Desaster setzte ich mich sofort an meinen Schreibtisch und formulierte auf insgesamt 7 DIN-A4-Seiten ausführlich eine Auflistung sämtlicher von mir empfundenen Missstände bezüglich meiner Person und wurde damit bei dem Direktor durch kurzfristige Terminierung vorstellig.

Da ich bereits am Vortag bei sämtlichen mir über den Weg gelaufenen Bediensteten dieses Krankenhauses durch „lautstarke" Äußerungen meinerseits in Misskredit geraten bin, wurde mein jetziger Gesprächspartner natürlich vorab ausführlich hierüber informiert, was mich dadurch natürlich in eine ungleich schlechtere Position gebracht hatte, da dieser sich nun bestens auf das Gespräch vorbereiten konnte.

Unglücklicherweise hatte wohl tags zuvor ein anderer Patient des Krankenhauses eine negative Klinikbewertung für dieses Haus im Internet abgegeben und dummerweise hielt man mich deshalb wohl für den „Übeltäter". Dies kam also noch erschwerend hinzu. Und ausgerechnet an dem Tag dieser Bewertung war wohl der Klinikdirektor in einer Talkshow im Fernsehen zu sehen, bei der er wohl auch für seine Klinik geworben haben muss. Leider habe ich diesen Beitrag nicht gesehen.

Etwa zehnmal wurde ich deshalb durch den Chef in dessen Büro während des Gespräches auf die enormen finanziellen Einbußen in Millionenhöhe durch negative Klinikbewertungen im Internet hingewiesen. Ebenso wurde ich massiv dazu gedrängt, eine etwaige Schuld hierbei einzugestehen. Natürlich konnte ich nichts eingestehen, was ich nicht getan hatte. Das ganze Gespräch zielte offensichtlich vor allem darauf ab, mir schleunigst ein Vergehen anhängen zu können, damit man sich meiner Person so schnell wie möglich entledigen konnte. Mir wurde also schnell klar, dass „Unruhestifter" in dieser Klinik keineswegs geduldet würden und dass Kritik jeglicher Art unerwünscht ist. Allerdings hatte der Direktor bei mir mit dieser Taktik keinen Erfolg. Als ihm dies dann bewusst wurde, versuchte er durch ein weiteres aggressives Vorgehen meinen Willen für eine erfolgreiche Therapie zu brechen. Hierbei setzte er gezielt und manipulativ sein psychologisches Fachwissen ein, indem er mich durch gewisse Äußerungen nicht unbedingt positiv verstärkte, wie beispielsweise: „Was um Himmels Willen hat sie dazu bewegt, so tief zu fallen?" oder „Sie sind mit dem Hubschrauber abgestürzt und haben sich dabei wohl alle Knochen gebrochen" oder „Je höher man steht, umso tiefer fällt man" bzw. „Wer hoch kommt, fällt auch sehr tief". Auch formulierte er wörtlich: „Sie treten nach allem und jedem, deshalb ist die Basis für eine erfolgreiche Therapie nicht mehr gegeben" bzw. „Wir sorgen wieder dafür, dass sie gehen, stehen und sitzen können". Weiter machte er mir deutlich, dass jede Kritik an der Klinik gleichermaßen einen persönlichen Angriff gegen ihn selbst sei, da er weiter behauptete: „Die Klinik, das bin ja ich". Auch legte er eine gewisse Arroganz an den Tag, indem er das von mir überreichte 7-seitige Manuskript lapidar zur Seite legte, was mich ebenfalls in diesem Moment irritiert hatte. Vielleicht hatte er sich auch über sich selbst geärgert, indem er einen AD(H)S-Patienten wie mich erst einmal „auflaufen“ ließ. Zumindest kannte er das Buch von Thom Hartmann und somit auch die Fähigkeit von AD(H)S, Missstände kurzfristig und gezielt zu durchschauen.

Sein Ziel, mich erfolgreich aus der Klinik herausbefördern zu können, konnte er durch derartige Äußerungen und Einschüchterungsversuche bei mir jedenfalls nicht erreichen.

Bedenklich ist allerdings, dass dieser Mann durch den gezielten manipulativen Einsatz seines psychologischen Fachwissens offenbar gegen den von ihm abgelegten hippokratischen Eid gehandelt hat, indem er auch mein aktuelles Immobiliengeschäft finanziell abgewertet und mich darüber hinaus trotz meines geschwächten Selbstwertgefühls, bedingt durch meine Burnout-Depression und meine AD(H)S, auch noch nach allen Regeln der Kunst gedemütigt hat. Seine anfängliche Aggressivität verpackte er dabei im weiteren Gesprächsverlauf geschickt in eine „gespielte“ Freundlichkeit.

Erstarrt und fassungslos nehme ich all diese Erfahrungen zur Kenntnis und begebe mich wieder in mein Krankenzimmer. Hätte er diese „Nummer“ bei einem hochgradig suizidgefährdeten Patienten, welche zweifelsohne in dieser Klinik zu finden sind, abgezogen, so hätte man möglicherweise am darauffolgenden Tag einen Toten zu beklagen.

Verärgert war ich allerdings über mich selbst. Da ich nämlich nicht mit derartigen Reaktionen und Äußerungen gerechnet hatte, war ich auch nicht, wie sonst üblich, entsprechend „auf Zack“ und hatte deshalb auch nicht wirklich passende Antworten parat. Im Nachhinein hätte ich am liebsten mit der Frage gekontert, wie es eigentlich passieren konnte, dass jemand, der keine sachliche Kritik verträgt und der ferner nur redet, aber überhaupt nichts sagt, es eigentlich zu dieser hochdotierten Stelle geschafft hat.

Jedenfalls konnte er sein Ziel nicht erreichen. Sehr schnell wurde mir daher auch klar, dass ich mich ab sofort noch mehr vorsehen muss und wie so oft in meinem Leben mich selbst um eine erfolgreiche Therapie und das Zusammenstellen eines individuell auf mich abgestimmten „Kompetenzteams“ bemühen muss. Außerdem habe ich auch keine Lust, in der „geschlossenen Abteilung“ im Dachgeschoss dieser Klinik zu landen, nur weil ich mein „loses Mundwerk“ nicht im entscheidenden Moment halten kann.

Zumindest konnte ich durch mein rabiates Vorgehen einen Wechsel von der „Suchtgruppe“ in die „Burnout-Gruppe“ erreichen, ebenso einen erneuten Therapeutenwechsel, nämlich zum leitenden Psychologen, und auch der von mir favorisierte „angebliche“ AD(H)S-Spezialist und erstversorgende Arzt steht mir ab sofort wieder, wie bereits am Anfang, zur optimalen medikamentösen Einstellung zur Verfügung.

Da ich nicht nachtragend bin, werde ich mich nun dieser erneuten Herausforderung stellen und mich künftig aus dem ganzen „Klinikkram“ heraushalten. Ich gerate eben immer sehr schnell aus der Fassung, wenn ich das Gefühl habe, dass „es nicht vorangeht“. Nun denn.

Seit gut zwei Jahren bin ich jetzt mit einer liebenswerten und verständnisvollen Frau liiert. Das Leben hat es zur Abwechslung wieder gut mit mir gemeint, zumindest, was eine funktionsfähige Partnerschaft anbelangt. An dieser Stelle möchte ich daher für viele schöne gemeinsame und interessante Stunden voller Freude und Zuversicht danken. Die letzten 26 Monate meiner Erkrankung hat sie mich tatkräftig bei nahezu allen Ereignissen unterstützt und mich immer wieder dazu ermutigt, nach vorne zu schauen und trotz zahlreicher Rückfälle nicht aufzugeben. Auch gab es in der ganzen Zeit keinerlei Streitigkeiten, von vernachlässigbaren und normalen Meinungsverschiedenheiten abgesehen. Hier ist es also: Das notwendige Verständnis und die Akzeptanz meiner individuellen AD(H)S-Problematik, natürlich gepaart mit meinen aktuellen körperlichen Beschwerden, dem „Nichts" und meiner Belastungsdepression.

Auch mit meiner Gesundheit scheint es zwar langsam, aber stetig bergauf zu gehen. Mein neuer AD(H)S-Arzt stellte heute klar, dass die Medizin eine experimentelle Wissenschaft sei, in der es nicht, wie beispielsweise im Bauwesen, um richtig oder falsch ginge. Vielmehr ginge es um verschiedene Therapieansätze bei meinem komplexen Problem. Er ginge grundsätzlich immer den schnelleren und konsequenteren Weg, im Gegensatz zu vielen seiner Kollegen. Na, wer sagt's denn!

Auch an die Alkoholkontrollen habe ich mich mittlerweile gewöhnt. Zwei weitere waren es zwischenzeitlich. Der Direktor scheint jetzt mit meiner Meinung konform und mein neuer Therapeut ist einfach nur genial. Auf geht's!

16. Kapitel

Bundesverdienstkreuz der Agrarwirtschaft

An dieser Stelle möchte ich über ein Thema berichten, welches mir sehr am Herzen liegt. Es geht dabei um den Umgang mit Millionen von AD(H)S-Kindern in westlich orientierten Schulsystemen.

Obwohl in den USA beispielsweise AD(H)S seit langer Zeit eine große Akzeptanz erfährt, ist bei uns in Deutschland diese Diagnose immer noch als „Krankheit" in der Gesellschaft verpönt.

Vorab möchte ich daher noch einmal auf das Buch „Eine andere Art, die Welt zu sehen" von Thom Hartmann Bezug nehmen:[1]

Hartmann vertritt die Auffassung, dass Menschen mit AD(H)S die genetischen Erben der Jäger und Sammler sind. Sie sind daher diejenigen, deren prähistorische Vorfahren sich vor Jahrtausenden in Jäger- und-Sammler-Gesellschaften entwickelt und spezialisiert haben. Dabei haben sich AD(H)S-typische Charakteristika aus den Jägergesellschaften herauskristallisiert. Somit verkörpert AD(H)S das genetische Erbgut der Jäger, welches somit früher reale „Überlebensvorteile" bei der Jagd gebracht hatte.

[1] Bei den folgenden Ausführungen beziehe ich mich vielfach auf Thom Hartmann, „Eine andere Art, die Welt zu sehen". Das Aufmerksamkeits-Defizit-Syndrom. Verlag Schmidt-Römhild. Dabei greife ich grundsätzliche Aussagen von ihm auf und interpretiere diese mit Bezug auf das meinem Kapitel zugrunde liegende Problem des deutschen Schulsystems mit AD(H)S-Kindern.

Hierbei führt er weitere zahlreiche Beispiele für vermeintlich genetische „Krankheiten" auf. Beispielsweise macht die „Sichelzellenanämie" für Malaria weniger anfällig. Für das Überleben im malariaverseuchten afrikanischen Dschungel war dies ein wichtiger evolutionärer Schutz. Andererseits hat sie sich in heutiger malariafreien Umgebung zu einem Nachteil entwickelt. Oder das „Tay-Sachs-Syndrom". Diese genetisch bedingte Besonderheit findet man hauptsächlich bei osteuropäischen Juden. Aktuelle Forschungen deuten darauf hin, dass das hierfür verantwortliche Gen vor tödlichen Durchfallerkrankungen wie der Cholera schützt, die sich einige Jahrtausende lang immer wieder über Europa ausbreiteten. Selbst die meist tödlich verlaufende Erbkrankheit der Mukoviszidose könnte eine genetische Anpassung sein. Das hierfür verantwortliche Gen verhilft zu einer guten Immunität gegenüber Tuberkulose. Es ist daher gar nicht so ungewöhnlich, dass Menschen einen in ihr genetisches Material eingebauten Schutz gegen regional vorkommende Krankheiten oder Umweltbedingungen (Jäger = AD(H)S) besitzen. Im Übrigen spricht auch Darwins Theorie von einer natürlichen Auslese für solche körperlichen Verteidigungsstrategien.

In der Entwicklungsgeschichte der Menschheit haben sich zwei grundlegend verschiedene Kulturen herauskristallisiert. In den Gebieten, die eine reiche Pflanzen- und Tierwelt hatten, war die Bevölkerungsdichte bei den Menschen geringer, wobei die „Jäger und Sammler" vorherrschten und sich vor allem in Süd-, Mittel- und Osteuropa erst sehr spät, etwa 7.500 bis 4.000 v. Chr., und nur teilweise zu sesshaften Gesellschaften mit Ackerbau und Viehzucht umwandelten. In den anderen Teilen der Welt, vornehmlich in Asien und Vorderasien, entwickelten sich hingegen eher landwirtschaftlich orientierte Gesellschaften, etwa um 15.000 bis 11.000 v. Chr.

Hierbei stellt Hartman gemäß seiner Theorie ferner klar, dass nahezu alle Merkmale, welche einen erfolgreichen Jäger ausmachen, auch bei jedem AD(H)S-Verhaltensmuster vorzufinden sind. Bereits in Kapitel 13 bin ich hierauf kurz eingegangen. Ob bei der Büffeljagd in Nordamerika, der Hirschjagd in Europa, der Gnujagd in Afrika oder etwa beim Aufspießen der Fische in einem Bach, Jäger brauchten immer ganz bestimmte körperliche und geistige Eigenschaften, um erfolgreich sein zu können. Bei der nachfolgenden Erklärung habe ich daher zur Verdeutlichung den jeweiligen AD(H)S-Wesenszug in Klammern dahinter geschrieben.

Jäger kontrollieren fortwährend ihre Umgebung (*leicht ablenkbar*), Jäger können sich völlig in die Jagd vertiefen (*Tunnelblick sowie Fähigkeit, sich auf das Wesentliche eine lange Zeit und im entscheidenden Moment intensiv zu konzentrieren trotz kurzer Aufmerksamkeitsspanne bei abstrakten Tätigkeiten*), Jäger sind flexibel und können ihre Strategie blitzartig ändern (*Improvisationskünstler, Multi-Tasking-Begabung, ergebnisorientiert*), Jäger können einen unglaublichen Energieschub in die Jagd einbringen (*unermüdlich bei starkem Interesse, Fokussierung eines Zieles, explosionsartige Energie und hohe Impulsivität bei verzerrtem Zeitgefühl*), Jäger denken visuell (*haben erreichbares Ziel in kürzester Zeit klar vor Augen, ohne es beschreiben zu können, daher ständig ungeduldig*), Jäger lieben die Jagd und langweilen sich bei alltäglichen Aufgaben, die sich ständig wiederholen (*große Probleme, Anweisungen zu folgen, Leseschwächen, Schuldefizite, gelangweilte Tagträumer*), Jäger begeben sich in Gefahren, denen „normale" Menschen aus dem Weg gehen würden (*handeln, ohne die Konsequenzen zu bedenken, gehen gerne Risiken ein*), Jäger sind hart gegen sich selbst und die Menschen in ihrer Umgebung (*unermüdlich, verbissen und ehrgeizig bei starkem Interesse, niedrige Frustrations- und Geduldsschwelle, ungehobelte Umgangsformen*).

Andererseits stellt Hartmann die Frage, was mit den nicht von AD(H)S betroffenen Menschen ist, und wo und wie sich deren Fertigkeiten entwickelt haben und vor allem, warum diese Menschen in unserer heutigen Gesellschaft die große Mehrheit bilden. Die Antwort auf diese Frage ist relativ einfach und liegt in der Ausprägung der zweiten Grundform menschlichen Zusammenlebens bei unseren primitiven Vorfahren, nämlich der landwirtschaftlichen Gesellschaft, auf die ich sinngemäß nach Hartmanns Theorie noch eingehen werde.

Die Vermischung des genetischen Materials im Laufe der Evolution zwischen Jägern (Hunter) und Landwirten (Farmer) führte offenbar zu einer Aufweichung der Grenzen der Verhaltensmuster des AD(H)S beim modernen Menschen. So wäre also auch erklärbar, dass von den etwa 14 als offiziell anerkannten Symptom-Kriterien der Experten, laut den Richtlinien des DSM III-R der American Psychiatric Association, einige davon bei *nahezu allen Menschen* anzutreffen sind. Die Frage hierbei ist allerdings, ab wann man vom typischen AD(H)S-Menschen ausgehen kann bzw. ab wann diese Merkmale überwiegen. Hierbei wurde festgelegt, dass mindestens 8 dieser 14 Kriterien dieser Verhaltensmerkmale vorliegen müssen. Bei mir beispielsweise sind 11 von 14 dieser Kriterien erfüllt.

Schauen wir uns an dieser Stelle einmal die typischen und somit vorherrschenden Wesenszüge von Menschen ohne AD(H)S an. Wie zuvor bei den „Jäger"-Merkmalen widmen wir uns also jetzt den Merkmalen eines „Farmers", also eines „normalen" Menschen mit Ursprung im Ackerbau. Auch hierbei habe ich den jeweiligen *NICHT*-AD(H)S-Wesenszug in Klammern dahinter geschrieben:

Farmer müssen den richtigen Zeitpunkt der Aussaat und der Ernte erkennen, ansonsten droht Einbuße, Hunger und Tod *(lassen sich nicht leicht durch ihre Umgebung ablenken, haben Strategie)*, Farmer ertragen langfristige Anstrengungen über Tage und Wochen, beispielsweise bei der Ernte (*lange Aufmerksamkeitsspanne bei gleichbleibenden Tätigkeiten*), Farmer haben eine langfristige Sichtweise, planen meist über Jahre und Jahrzehnte voraus, beispielsweise bei der Felderbewirtschaftung *(ordentlich, gut organisiert, gute Langzeitstrategie*), Farmer langweilen sich nicht so leicht, da sie ihre Tätigkeiten in den Sommer- und Wintermonaten gezielt einteilen müssen (*gutes Durchhaltevermögen und Einhalten von Zeitplänen, sind geduldig, werden immer rechtzeitig fertig, monotone Tätigkeiten bringen sie nicht aus der Ruhe*), Farmer sind Mannschaftsspieler (*sind teamfähig, arbeiten gut in Gruppen, denken abstrakt, haben Feingefühl für andere und hören gut zu*), Farmer kümmern sich um Details, beispielsweise bei der genauen Erntemenge oder der vollständigen Bestellung der Äcker (*sind sorgfältig und sorgsam, sind vorsichtig*), Farmer sind sehr vorsichtig (*gehen keine unnötigen Risiken ein, handeln nicht im Affekt, sind gute Langzeitplaner und schlechte Kämpfer*).

Hartmann stellt mit dieser These klar, dass Menschen mit AD(H)S und solche ohne AD(H)S nahezu perfekt in das Bild von Jäger und Farmer passen. Und obwohl die meisten Leute nicht genau dieser Kategorisierung entsprechen, ist es doch möglich, in Menschen, die wir kennen, diese Primärtypen wiederzufinden. Menschen, die fast reine „Hunter" sind, werden als klassische AD(H)Sler eingestuft.

Dagegen lassen sich die beinahe „lupenreinen Farmer“ eher als gemächlich, vorsichtig, methodisch-analytisch und daher oftmals auch als langweilig charakterisieren. Diese Gruppe der „extremen Nicht-AD(H)Sler“ wird daher auch aufgrund der verminderten Risikobereitschaft oft gar nicht als Gruppe in unserer Gesellschaft wahrgenommen, weil sie kaum aus dem Rahmen fällt und somit keinen Ärger macht.

Eine weitere interessante Randbemerkung zu dieser Hypothese ist nach den Worten Hartmanns auch die Beobachtung, dass Europäern Amerikaner und Australier oft als „unverschämt“ oder als „verrückte Abenteurer“ erscheinen, dagegen Amerikaner und Australier die Europäer meist für „schwerfällig“ und „konservativ“ halten. Die Leute, die also im siebzehnten Jahrhundert bei der Überquerung des Atlantiks Leib und Leben riskiert haben, müssen folglich verzweifelte Farmer oder „ganz normale“ Hunter gewesen sein. Ähnliches gilt für Australien, dessen weiße Bevölkerung fast ausschließlich aus den Nachfahren von deportierten Häftlingen aus England besteht, die von dort quasi als die missratenen Söhne der britischen Gesellschaft dorthin deportiert wurden, weil sie offensichtlich aufgrund der zunehmenden „Verfarmerung“ in der Gesellschaft durch die industrielle Revolution nicht mehr erfolgreich sein konnten.

„Farmer“ und „Hunter“ haben somit ganz unterschiedliche Qualitäten. Hierbei waren sie offenbar in den letzten Jahrtausenden immer in der Lage, sich optimal zu ergänzen. Dies sollte dann doch auch in der Neuzeit bei den veränderten Lebensbedingungen möglich sein bzw. man sollte für beide Gruppen optimale Voraussetzungen schaffen und somit den unterschiedlichen Qualitäten Rechenschaft leisten, vor allem bei der Bildung.

Damit zurück zu unseren Kindern – und damit zu unserer aller Zukunft.

Ich habe versucht mit Hilfe der sachlichen Erläuterungen von Thom Hartmann aufzuzeigen, dass vieles dafür spricht, dass AD(H)S quasi eine „ganz normale evolutionäre Erscheinung“ ist und es somit auch schon immer gegeben hat. Dass dieses Phänomen jedoch immer mehr, vor allem bei Kindern, „wahrgenommen“ und dadurch auch immer mehr „zu einem Problem“ wird, hängt sicherlich damit zusammen, dass unsere heutige Gesellschaft, anders als in der Vergangenheit, völlig anders funktioniert. Wie bereits in vorherigen Kapiteln erläutert, hängt diese Entwicklung unmittelbar mit der massiven multimedialen Reizüberflutung, völlig überfüllten Klassenzimmern, motorischer Fehlfunktionen aufgrund massiver Mangelbewegung, Verlagerung des Erziehungsauftrages vom Elternhaus in die Schule sowie zunehmender Respektlosigkeit und Gewaltbereitschaft, vor allem (aber nicht nur) von sozial benachteiligten Randgruppen, direkt und indirekt zusammen.

Die massiven Einschnitte in unserem deutschen Bildungssystem haben weiter dafür gesorgt, dass immer mehr Lehrer völlig überlastet und überarbeitet sind. Auch was die pädagogische Ausbildung unserer Lehrer betrifft, so ist diese im internationalen Vergleich bezüglich sozialer Kompetenzen eher schlecht. Das ernüchternde Ergebnis dieser Tatsache kann ich hier in der Klinik anhand einer Vielzahl psychisch kranker Lehrer jeden Tag „live“ miterleben.

Und natürlich haben daher auch immer mehr Kinder mit der Diagnose AD(H)S unter diesem Dilemma zu leiden. Wenn nun Hunter-Kinder in Schulen gesteckt werden, die ganz dem Farmer-Modell entsprechen, und dann versagen, so Thom Hartmann, dann ist der nächste Schritt, dass man herauszufinden versucht, was wohl mit diesen Kindern „nicht stimmt". Offensichtlich kann es ja nicht die Schule sein, die den Fehler macht, denn viele Kinder schließen ja mit Auszeichnung ab, was dann wiederum die Existenzberechtigung des zeitgenössischen und völlig veralteten und chronisch unterfinanzierten Schulsystems bestätigt. Unsere Schulen orientieren sich folglich an diesen althergeholten „Farmer"-Richtlinien. „Sitz still", „raschele nicht mit dem Papier", „blättere nicht in deinem Buch herum". Alles das ist eine Qual für einen klugen „Hunter", der ja nur seinem Instinkt folgt und sich dann schnell langweilt und oftmals dann auch keinen Erfolg hat. Gleiches gilt im Übrigen für erwachsene „Hunter", die im Arbeitsleben, etwa bei langweiligen Bürojobs und somit bei der falschen Berufswahl meist schnell auf den exzessiven Genuss legaler Drogen, wie z. B. „Kaffee", zurückgreifen müssen. Bei einer Klassenstärke von beispielsweise 16–18 Schülern dürfte ein AD(H)S-Kind in der Schule kaum Probleme haben, mit denen ein pädagogisch umfassend geschulter Lehrer nicht zurechtkäme, bei Beachtung entsprechender Rahmenbedingungen. Klassenstärken von 30 Schülern und mehr sorgen allerdings, als Folge einer verfehlten Schulpolitik, seit Jahren für eine regelrechte „AD(H)S-Epidemie".

Hartmann hat erkannt, dass in diesem Schulsystem diese Kinder aufgrund ihrer natürlichen Veranlagung nur sehr schlecht lernen können, sich somit schnell langweilen und dann natürlich auch auffällig verhalten (müssen). Die Lehrer glauben dann, dass irgendetwas mit den Schülern nicht stimmt und prompt treten daraufhin die Diagnose-Farmer der Psychoindustrie auf den Plan und setzen diese Kinder weltweit massiv und millionenfach „unter Drogen", nachdem die „Schoolworker" mit Farmer-Mentalität keinen anderen Ausweg mehr sehen.

Natürlich gibt es auch Hunter-Kinder, die aufgrund ihrer meist überdurchschnittlichen Intelligenz die Schule schaffen, ja sogar einen höheren Bildungsweg mit Studium absolvieren, obwohl sie im Unterricht nur minimal oder gar nicht aufgepasst haben. Ein Paradebeispiel für dieses Phänomen bin sicherlich ich selbst. Diese Kinder „tun dann so, als ob" bzw. entwickeln eigene Strategien, um dieses System geschickt mit purer Intelligenz austricksen zu können. Bei meinem Sohn beispielsweise wurde schon vor einigen Jahren ein Grad der Intelligenz nur *unwesentlich unterhalb der Hochbegabung* festgestellt. Dennoch hatte er bisher immer wieder Schwierigkeiten mit diesem althergeholten „Farmer-Modell" und sollte sogar einmal aufgrund dieser Problematik in eine „Lernbehinderten-Schule" für unterdurchschnittlich intelligente Kinder „zwangsweise" eingeschult werden. Hierzu später mehr.

Hartmann zeigt auf, dass es vielerlei und leicht einzuführende Methoden gibt, wie man Hunter-Kinder in Schulen bei der Stange halten kann. Auch sollten Lernprogramme für besonders „aufgeweckte" Kinder den AD(H)S-Kindern nicht vorenthalten werden, nur weil sie in Farmer-orientierten Klassenzimmern keinen Erfolg hatten. Die Geschichte der bahnbrechendsten Erfindungen und Weltneuschöpfungen (siehe Kapitel 3) zeigt in beeindruckender Weise, zu welchen Fähigkeiten AD(H)S bei notweniger Akzeptanz und Struktur in der Lage ist. Deshalb wäre es umso wichtiger, dass unsere Schulen so umstrukturiert werden, dass AD(H)S-Kinder wieder entsprechend gefördert *anstatt unterdrückt* werden, damit diese Kinder dann als Erwachsene *wieder die treibenden Kräfte im kulturellen, po-*

litischen und wissenschaftlichen Wandel werden, und zwar so, wie sie es in der Vergangenheit schon so oft gewesen sind. „Heute jedoch gilt AD(H)S nicht als gelungener Schachzug der menschlichen Evolution, sondern als Störung. Das Schulsystem zielt darauf ab, AD(H)S-Kinder an die Unterrichts-Situation anzupassen statt ihre besondere Wesensart zu akzeptieren und zu fördern. Dabei benötigt unsere Welt, auf die in Zukunft gewaltige Herausforderungen globalen Ausmaßes zukommen werden, mehr denn je Menschen mit innovativem Geist. Wie Thomas Alva Edison, der als Kind als Schulversager abgestempelt, später jedoch zu einem genialen Erfinder wurde. Menschen mit dem ‚Edison-Gen' müssen die Möglichkeit erhalten, ihr kreatives Potential zum Nutzen der Gesellschaft einzubringen.“[2]

Ich hoffe daher von ganzem Herzen, dass es immer mehr Politiker, Schulleiter, Lehrer, Psychologen, Psychiater und Eltern gibt, die sich für diesen Wandel in unseren Schulen stark machen und dafür auch kämpfen, da unsere Gesellschaft letztendlich hiervon in besonderem Maße profitieren wird.

Wie ich selbst dieses Schulsystem während meiner Schulzeit „ausgetrickst“ habe, habe ich zuvor bereits mehrfach aufgezeigt. Von den schulischen Erfahrungen in Bezug auf meinen Sohn hingegen möchte ich an dieser Stelle ausführlich berichten.

Schulische Auffälligkeiten gab es bereits seit seiner Einschulung. Daher sind diese wohl primär auf seine angeborene AD(H)S und nur teilweise auf den Suizid der Mutter zurückzuführen.

Bereits im Vorschulalter und über die Einschulung hinaus interessierte er sich für Dinge und komplexe Zusammenhänge, die damals keineswegs seinem Alter entsprachen. Hierbei war er in der Lage, sich bei vielen Dingen Detailkenntnisse anzueignen. Vielfach galt er daher damals als „altgescheit“ und „besserwisserisch“. Andererseits gab es enorme Defizite bei Dingen und Handlungen, die ihn offensichtlich nicht interessierten. Hierzu zählten auch soziale Kontakte zu gleichaltrigen Kindern.

In der Grundschule gab es Phasen, wo seine Leistungen mit „gut“ beurteilt wurden, allerdings hatte er andererseits ständig Probleme mit den sog. „Kopfnoten“. Naturgemäß war er hier nur schwer „handhabbar“. Glücklicherweise hatte er nach seinem Grundschulwechsel ab dem Alter von acht Jahren einen außerordentlich kompetenten und pädagogisch-psychologisch versierten, verständnisvollen Grundschullehrer, der ein besonderes Auge auf ihn geworfen und auch ein außerordentlich gutes Gespür für die Situation hatte. Dieser Pädagoge setzte ihn in die erste Reihe des Klassenzimmers und somit unmittelbar vor dessen Schreibpult mit direktem Blickkontakt. Ferner verstand er es, meinem Sohn gezielt eindeutige Regeln aufzuzeigen und notwendige Grenzen zu setzen. Hierbei tolerierte er einerseits seinen Bewegungsdrang und andererseits förderte er ihn im Unterricht durch konsequente Ermutigung und positive Verstärkung seiner Leistungen, was mein Sohn mit akzeptablen Leistungen auch honorierte. Die Kommunikation zwischen Schule und Elternhaus funktionierte vorbildlich und mein Sohn absolvierte die Grundschule daher „ohne besondere Vorkommnisse“, was sich allerdings in seinem weiteren schulischen Verlauf noch schlagartig ändern sollte.

---

[2] Zu entnehmen bei Thom Hartmann, „ADHS als Chance begreifen. (Nennen wir es das Edison-Gen)“, Verlag Schmidt-Römhild.

Etwa gut ein halbes Jahr vor Beendigung der Grundschule informierte ich mich umfassend über weitere Möglichkeiten des schulischen Werdeganges meines Sohnes innerhalb der Sekundarstufe 1. Hierbei legte ich einen außerordentlich großen Wert auf den guten Ruf der Schule, welche mein Sohn im Anschluss besuchen sollte. Immer wieder stieß ich dabei bei meinen umfangreichen Recherchen im Internet und in unseren bekannten regionalen Zeitungen auf das Profil einer scheinbar ausgezeichneten Schule in unmittelbarer Nähe unseres Wohnortes. Es handelte sich seinerzeit um eine Gesamtschule im Saar-Pfalz-Kreis im Saarland. Da sich dort die Anmeldezahlen seit Jahren auf hohem Niveau befanden, war ich der Meinung, dass man dort meinem Sohn und seinem AD(H)S-Problem gerecht werden könne, zumal die Schulleiterin einen entsprechenden Vertrauensvorschuss gezielt immer wieder medienwirksam und auch über ihre eigene und umfassende Schulhomepage inszenierte. Es gab und gibt keine Zeitung, die folglich nicht mindestens einmal pro Woche über diese Gesamtschule Positives zu berichten hatte. Somit war für mich klar, dass es nur eine Option für meinen „Hunter"- Jungen geben konnte.

Erste Gespräche mit vorgenannter Schulleiterin verliefen insofern auch erfolgversprechend. Ich versuchte dabei eindringlich zu erklären, was AD(H)S ist und wie man dieser Symptomatik, speziell bei meinem Sohn, bei schulischen Belangen nachhaltig und erfolgreich begegnen kann. Umfassende Informationen und Erfahrungen hatte ich ja bekanntlich aus der Grundschule sammeln können. Sie sicherte mir daraufhin zu, eine auf diesem Gebiet „erfahrene" Klassenleiterin mit umfassender pädagogischer Sachkenntnis mit der Betreuung meines Sohnes in der Klassenstufe 5 zu beauftragen.

Nach entsprechender Einschulung verliefen die ersten drei Monate des neuen Schuljahres mehr oder weniger unauffällig. Danach kam es zu ersten Konflikten, die dann in regelmäßigen Abständen, etwa alle drei bis vier Wochen, zu von der Schulleiterin ausgesprochenen Schulausschlüssen von ein bis zwei Tagen führten.

Sofort analysierte ich die streitgegenständlichen Vorgänge und versuchte das von meinem Sohn an den Tag gelegte „Verhaltensmuster" erneut zu begründen und zeigte dabei umfangreiche Wege auf, wie man bei diesen „hausgemachten" Problemen leicht Abhilfe schaffen kann.

Kinder mit AD(H)S brauchen feste, verbindliche Strukturen und Regeln, die die Kinder kennen und täglich erfahren. Auch muss gewährleistet sein, dass diese Kinder in unmittelbarem Blickkontakt zur Lehrperson stehen. Nur so ist gewährleistet, dass mögliche Reizquellen minimiert und das Kind folglich auch gemeinschaftsfähig sein kann. Sanktionen sind in diesem Zusammenhang nur von Erfolg gekrönt, wenn sie *unmittelbar mit dem Fehlverhalten in Zusammenhang* stehen und in der Konsequenz für das Kind auch einen *spürbar negativen Charakter* haben. Ein grundsätzlicher Ausschluss vom Unterricht ist daher immer kontraproduktiv, da das Kind somit in seiner Handlung eher belohnt als bestraft wird. Und obwohl ich darauf drängte, meinen Sohn von der letzten Reihe in die erste Reihe versetzen zu lassen und dies auch mehrfach versucht habe, sowohl der Klassenlehrerin als auch der Schulleiterin zu erklären, fand ich zu keiner Zeit entsprechendes Gehör, im Gegenteil! Die Schul- und Klassenleitung wollte mit diesem Problem partout nichts zu tun haben. Ich musste mir wörtlich anhören: „Wenn Ihr Kind stört, dann fliegt es aus dem Unterricht raus" und „Mir ist es auch völlig egal, warum Ihr Sohn sich so verhält“ und „Warum soll Ihr Kind nachsitzen anstelle des Unterrichtsausschlusses? Das wäre ja noch schöner. Diese Zeit verbringe ich lieber mit meinen eigenen Kindern“ usw. Man bot mir lediglich an, mich mit dem „schulpsychologischen Dienst“ und dem „Schoolworker“ in Verbindung zu setzen, womit wir wieder bei Hartmanns "Diagnose-Farmern“ angelangt wären.

Je mehr ich mich persönlich um eine Problemlösung bemühte, umso mehr stieß ich auf massiven Widerstand. Schließlich sollte ja das „Saubermann-Image“ der Schule in der Öffentlichkeit gewahrt werden. Ich hatte mir seinerzeit sogar die Mühe gemacht und eine umfassende Liste mit Verhaltensregeln für Lehrer im Umgang mit AD(H)S-Kindern zusammengestellt und diese dann an sämtliche Fachlehrer der Gesamtschule verteilen lassen. Hierbei wurde ich nur belächelt und keineswegs mehr ernst genommen. Auch ein Wechsel in eine „Lernbehindertenschule“ wurde in Erwägung gezogen.

Nach insgesamt *58* Klassenbucheinträgen, *5* Ausschlüssen von Unterrichtstagen, *107* Ausschlüssen von Unterrichtsstunden, *2* Klassenkonferenzen und insgesamt *6* schriftlichen Verweisen wurde mir dann in einer „filmreifen“ Inszenierung im Großraumbüro der Schulleiterin ein Wechsel in eine andere Schule nahegelegt. Dabei wäre die Lösung des Problems so einfach gewesen. Schließlich brachte mein Sohn trotz aller Schwierigkeiten und abgesehen von den schlechten „Kopfnoten“ fast ausschließlich gute bis sehr gute Leistungen (*9 x Note „gut“* im Abgangszeugnis) nach Hause.

Diese Notenlandschaft blieb nach dem Wechsel in eine ebenfalls nahegelegene „Brennpunktschule“ mit sehr hohem Anteil von Schülern mit Migrationshintergrund weitestgehend erhalten. Der gravierende Unterschied dieser völlig unterschiedlich arbeitenden Schulen bestand darin, dass man dort offenbar eine völlig andere Sensibilisierung für „auffällige“ Kinder im Laufe der Zeit entwickelt hat. Und obwohl ich zuvor von dieser Erweiterten Realschule weder im Internet noch durch sonstige Medien etwas erfahren hatte, stellte sich sehr schnell heraus, dass man dort die Ängste und Probleme der Kinder wirklich ernst zu nehmen schien.

Allein die intensiven Vorgespräche mit der neuen Schulleitung und das persönliche Kennenlernen des Kollegiums waren geprägt von umfassender Informationspolitik und vor allem von sehr viel Zeit. Ich hatte sofort das Gefühl, dass das Wohlergehen der Kinder dem Schulleiter und auch dessen Vertreter und dem Kollegium sehr am Herzen lag und dass speziell diese beiden erstgenannten Herren über ein ausgesprochen gutes pädagogisches Gespür und Verhandlungsgeschick verfügen mussten.

Geradezu grotesk erschien mir dabei der Gedanke, dass in der Öffentlichkeit in Bezug auf diese beiden „Nachbarschulen“ Gegenteiliges bekannt war und unter diesem Gesichtspunkt der Schulleiterin dieser Gesamtschule ferner sogar das „Bundesverdienstkreuz am Bande“ von unserem werten Bundespräsidenten persönlich für besonders pädagogisch „wertvolle“ Dienste verliehen wurde.

Kleider machen Leute, ständig „zwanghafte“ Medienpräsenz und Bundesverdienstkreuze machen jedoch noch lange keine gute Schule aus, so meine persönliche Erkenntnis bis dahin.

Wenn Sie Eltern eines kleinen „Hunters“ sind, dann ist es enorm wichtig, sorgfältig zu prüfen, welche Schule das notwendige Gespür und auch die Kompetenz in Bezug auf das AD(H)S-Verhaltensmuster und dessen wirksamer Begegnung hierfür besitzt. Es genügt nicht ein einfaches, kurzes Gespräch, sondern intensives, meist wochenlanges Recherchieren. Beleuchten Sie auf jeden Fall auch weniger populäre Schulen und deren Personal, da diese oft die vom Bildungsministerium vorgegebene und leider sehr begrenzte Zeit lieber damit verbringen, für ihre Kinder die passenden Konzepte im Verborgenen individuell auszuarbeiten, anstatt die eigene Internetpräsenz schamlos als Werbe-Plattform medienwirksam im Kampf um Marktanteile unseres chronisch unterfinanzierten Schulsystems mit unzähligen positiv anmutenden und selbstinszenierten Zeitungsartikeln der letzten Jahre zu missbrauchen, um dadurch die Öffentlichkeit im Hinblick auf die zweifelsohne vorhandenen eigenen pädagogischen Defizite geschickt zu „blenden".

Unter diesem Gesichtspunkt möchte ich quasi als „Paradebeispiel" für mangelhafte fachliche Kompetenz hinsichtlich der AD(H)S meines Sohnes folgende Klassenbucheinträge der Gesamtschule als Beispiele zitieren. Anzumerken ist dabei, dass allen Fachlehrern zum Zeitpunkt der Einträge bereits von mir umfassendes Informationsmaterial für Lehrer im Umgang mit Kindern mit AD(H)S ausgehändigt war und mein Sohn dennoch zum Zeitpunkt sämtlicher Einträge, trotz meines massiven Widerstandes, in der letzten Bank des Klassenzimmers neben einem anderen AD(H)S-Kind sitzen musste.

Folgendes war im Klassenbuch zu lesen:

N. stört ständig den Unterricht, *N.* entleert seinen Spitzer zum 2. Mal auf der Bank seines Nachbarn, *N.* schreibt auf die Bank, *N.* lässt Mitschüler nicht in Ruhe, *N.* stört fortwährend den Unterricht, *N.* ist in körperliche Auseinandersetzungen verwickelt, *N.* „rotzt" im Hof an die Türscheibe, die pure Anwesenheit von *N.* macht einen geregelten Sportunterricht nicht möglich, *N.* beleidigt Mitschüler und stört wiederholt, *N.* steckt Alufolie in den Aufzugsschlitz, *N.* muss den Unterricht von draußen verfolgen, *N.* beleidigt Mitschüler und den Lehrer, *N.* schreibt Aufgaben nicht ab und hält sich nicht an die Pausenordnung, *N.* vom Unterricht ausgeschlossen, *N.* vom Unterricht wegen Störungen verwiesen, *N.* schaltet gezielt im Flur das Licht aus, um unter den Mitschülern Unruhe und Panik zu erzeugen, *N.* schafft es nicht, störende „Geräusche" zu unterlassen, *N.* benimmt sich im Unterricht unmöglich, *N.* beschäftigt sich im Unterricht mit der Zerstörung seines Radiergummis, *N.* „bläst" seinem Nachbarn die Zahlenkärtchen vom Tisch, *N.* versteckt sich während der Pause im Schulgebäude, *N.* kommt 7 Minuten zu spät zum Unterricht, *N.* kommt 20 Minuten zu spät zum Unterricht, *N.* verdreckt die Bank mit Tinte, *N.* bespritzt seine Mitschüler mit Wasser, *N.* „rülpst" seine Mitschüler im Unterricht an, *N.* „isst Papierschnipsel" im Unterricht, *N.* erscheint regelmäßig freitags erst um 08:20 Uhr zum Unterricht, *N.* belästigt seine Mitschüler während der Gruppenarbeit, *N.* wirft mit Dingen herum und schreit die Lehrperson an, *N.* zerknüllt das Arbeitsblatt und vernichtet es, *N.* stört im Unterricht, zieht den Stuhl des Mitschülers weg und streicht anschließend seine negativen Einträge im Klassenbuch eigenmächtig durch, *N.* macht Hausaufgaben des Folgetages während des Unterrichts, *N.* macht im Unterricht, was er will, *N.* „spuckt" Nachbarn auf den Tisch usw.

Bemerkenswert ist jedoch, dass es innerhalb des Kollegiums dieser Schule eine Lehrerin gab, die andererseits mit meinem Sohn *sehr gut* zurechtgekommen war. Dort saß er in der 1. Reihe, war fleißig, glänzte durch Mitarbeit und gute Noten. Im

Klassenbuch lauteten daher die Einträge dieser Lehrerin, die ihn positiv förderte, lobte und somit verstärkte, wie folgt: „*N.* benimmt sich außerordentlich gut und arbeitet mit“ bzw. „*N.* benimmt sich sehr gut“.

Genauso bemerkenswert war es, dass es seit seinem damaligen Schulwechsel in die vermeintliche „Brennpunktschule“ über einen sehr großen Zeitraum von etwa eineinhalb Jahren zu keinerlei „Zwischenfällen“ kam. Dies war auch nicht verwunderlich, kannte man sich dort mit derartigen „Erscheinungen“ ja bestens aus und konnte daher rechtzeitig gezielt „entgegensteuern“.

Die wichtigsten Grundregeln im Umgang mit AD(H)S-Kindern im Regelunterricht lauten für Lehrer wie folgt:[3]

1. Bestimmen Sie einen festen Sitzplatz in Lehrernähe für das Kind, möglichst in der ersten Reihe und am besten mit direktem Blickkontakt zwischen Lehrer und Kind. Suchen Sie anschließend immer wieder den Blickkontakt zum Kind.
2. Wählen Sie keine Gruppentische oder U-Form bei den Bänken.
3. Achten Sie darauf, dass bei Unterrichtsbeginn alles Überflüssige vom Tisch des Kindes entfernt wird.
4. Legen Sie eindeutige Regeln für das Kind fest und geben Sie eindeutige Anweisungen. Wiederholen Sie diese Regeln immer wieder bzw. bringen Sie diese immer wieder in Erinnerung.
5. Achten Sie auf Ruhe in der Klasse, also kein Unterrichtsbeginn ohne absolute Ruhe.
6. Tolerieren Sie den Bewegungsdrang des Kindes und dramatisieren Sie Regelverstöße nicht sofort, jedoch sollten Sie gleich eingreifen und „nichts laufen lassen“.
7. Gehen Sie kleinschrittig und strukturiert vor und lassen Sie dem Kind genügend Zeit, drängeln Sie nicht. Diese Kinder sind einfach nicht so schnell beim Arbeiten wie die anderen Kinder, weil sie es einfach nicht sein können.
8. Ermutigen Sie das Kind und geben Sie ihm viel Bestätigung und positive Rückmeldungen.
9. Signalisieren Sie viel Verständnis und Vertrauen. Nehmen Sie das Kind öfters an die Reihe. Stellen Sie es nie vor den Klassenkameraden bloß. Schützen Sie es vor ungerechten Schuldzuweisungen, Abwertungen oder gar Ausgrenzungen.
10. Stellen Sie nach Möglichkeit eine Art „Leistungstabelle“ in einem Wochenstundenplan auf, indem dann die Leistungen für das Kind täglich ersichtlich sind. Durch dieses übergeordnete „Kontrollsystem“ kann das Kind dann leichter bei einer Aufgabe bleiben und sie folglich auch pünktlich erledigen.
11. Ermutigen Sie das Kind zu Sonderprojekten mit zusätzlichen Pluspunkten. Hierbei glänzen AD(H)S-Kinder in der Regel aufgrund der besonderen Herausforderung.
12. Akzeptieren Sie das Kind, so wie es nun einmal ist, und hinterfragen Sie diese Eigenart nicht ständig.

[3] Diese nachfolgenden Regeln habe ich teilweise übernommen. Siehe hierzu auch www.jojo-adhs.de, Förderung von ADS-Kindern im Regelunterricht sowie AD(H)S-Förderkreis, www.qids-adhs.de.

Und bitte, denken Sie immer daran, je mehr Sie auf das Kind eingehen und je besser Ihre Beziehung zu dem Kind ist, desto eher und effektiver können Sie positiven Einfluss auf das Kind nehmen. Akzeptieren Sie aber auch, dass Schüler mit einer AD(H)S ihre Lehrer immer wieder an Grenzen bringen und Sie als Lehrer daher diesen Kindern nicht immer gerecht werden können.

Ein weiteres großes Dilemma unseres Schulsystems ist die Förderung von hochbegabten Kindern. Diese können zwar grundsätzlich an entsprechenden Schulen eingeschrieben werden, für hochbegabte Kinder mit AD(H)S, was in der Anzahl nicht zu unterschätzen ist, ist die Hürde der Zulassungsvoraussetzungen allerdings nur schwer zu nehmen. Laut Hartmann zeigt sich hier eine geradezu paradoxe Situation. Eine Reihe von überdurchschnittlich intelligenten Hunter-Kindern wird naturgemäß nur selten von diesen Förderschulen aufgenommen, weil das dortige Zulassungskriterium hauptsächlich die bisherigen Schulnoten sind. Diese Noten sind allerdings für diese Kinder nun einmal in „normalen" Farmer-Klassen für gewöhnlich nicht so gut. Somit kommt es häufig vor, dass einige gute Farmer-Kinder schließlich im Hochbegabten-Unterricht zu kämpfen haben, da sie nicht „so verdrahtet" sind wie Hunter-Kinder und folglich mit dem erfahrungsorientierten Lernen nicht so gut zurechtkommen. Diese Kinder lernen nun einmal besser im „Farmer"-Unterricht, was auf die Individualität des Lernstils hinweist. So landen schließlich die im Farmer-Unterricht so überragenden Farmer-Kinder im Hunter-Unterricht, während die Hunter-Kinder nicht in das für sie bestens geeignete „Hunter"-Unterrichtskonzept aufgenommen werden, weil sie im „Farmer"-Unterricht keine Erfolge zu verzeichnen hatten.

Sind Ihnen beispielsweise in Ihrem Leben schon einmal Menschen als Bauarbeiter, Taxifahrer, Discjockeys oder entlassene Sträflinge begegnet, die so außergewöhnlich wortgewandt und gebildet waren, dass Sie sich im Anschluss gefragt haben: „Warum fährt dieser Typ nur Taxi?". Viele dieser Menschen wussten zwar schon immer, dass sie irgendwie „anders" sind, konnten allerdings ihr angeborenes „Potential" nie richtig nutzen, weil ihnen immer zu viele Hindernisse in den Weg gelegt worden sind.

So kann es durchaus sein, dass bereits im Elternhaus bei mangelnder erzieherischer Struktur das spätere totale Versagen eines AD(H)S-Kindes bereits vorprogrammiert ist. Viele dieser Kinder landen dann über kurz oder lang mit einem Drogenproblem „in der Gosse" und das trotz meist überdurchschnittlicher Intelligenz.

AD(H)S ist eine „Gabe", die bei richtiger Handhabung zu ungeahnten Höhenflügen führen, andererseits aber auch leicht katastrophale Folgen für den Betroffenen haben kann, je nach individueller Persönlichkeitsentwicklung. Daher ist es auch enorm wichtig, dass Menschen mit einem Aufmerksamkeitsdefizit früh gefördert und später im Berufsleben die richtige Berufswahl treffen bzw. die Eltern dieser Kinder schon frühzeitig hierfür sensibilisiert werden.

Kreativität und Risikobereitschaft sind bekanntlich die Hauptmerkmale eines AD(H)S-Menschen. Hierfür gibt es eine Vielzahl von Möglichkeiten, einen entsprechenden Berufsweg einzuschlagen, der diesen Fähigkeiten durchaus gerecht werden kann. Beispielsweise sind Reporter, Piloten, Feuerwehrleute, freiberufliche Journalisten, Soldaten und Schriftsteller sowie Privatdetektive, Redakteure und Vertriebsleute geradezu ideale Berufe für Menschen mit AD(H)S. Auch unzählige Variationen selbstständiger Unternehmungen werden einer AD(H)S oftmals gerecht.

Wenn Sie sich als Eltern nicht sicher sind, ob ihr Kind möglicherweise ein derartiges Problem hat, dann schauen Sie sich auch einmal seine Schulbücher und Hefte genauer an. Ich zum Beispiel habe mir die Mühe gemacht und meine Aufgabenbücher aus meiner Realschulzeit herausgekramt und diese mit denen meines Sohnes verglichen, wobei man in beiden Fällen eigentlich nicht mehr von „Büchern" sprechen kann, mehr von „Papierfetzen". Die Aufgabenbücher meines Sohnes könnten durchaus meine eigenen gewesen sein und umgekehrt. Da gibt es keine Unterschiede. Alles „zerfetzte" Papierhaufen, mit zahlreichen Kritzeleien und Zeichnungen bis zur totalen Unkenntlichkeit übersät.

Wenn Sie dann zu der gesicherten Erkenntnis gelangt sind, dass Ihr Kind AD(H)S hat, dann versuchen Sie etwaige Hindernisse gemeinsam mit der Schule auszuräumen. Natürlich kann eine medikamentöse Unterstützung durchaus Sinn machen, nur sollten Sie sich diese Entscheidung reiflich überlegen. Bedenken Sie dabei, dass diese Medikamente zwar gut untersucht, allerdings die langfristigen Nebenwirkungen noch weitestgehend unerforscht sind. Und da bei dem Einsatz diverser Medikamente meist der Pegel der Neurotransmitter im Gehirn, insbesondere von Serotonin und Dopamin, verändert wird, kann nicht völlig sichergestellt werden, dass es innerhalb eines sehr langen Verabreichungszeitraumes zu krankhaften Veränderungen des Stoffwechsels im Gehirn kommen kann. Alterskrankheiten wie Parkinson und Alzheimer hängen beispielsweise ebenfalls eng mit den Neurotransmitterspiegeln im Gehirn zusammen. Und selbst wenn Sie sich für ein entsprechendes Medikament entscheiden sollten, so sollten Sie auch den „Rebound-Effekt" nicht außer Acht lassen, der, nachdem die Wirkung des Medikamentes nachlässt, die Symptome kurzfristig umso heftiger erscheinen lässt. Im Übrigen schränken die Medikamente die naturgemäß vorhandenen kreativen Denkprozesse ein, was dann natürlich auch ein Nachteil sein kann.

Mein ganzes Leben war bisher ein einziger Kraftakt. Ich hoffe daher, dass ich durch meine Darstellungen, Eindrücke und Gefühle die Emotionswelt eines Betroffenen wenigstens einigen Menschen etwas näher bringen kann. Jedenfalls wäre dies eine Befriedigung für mich.

Heute habe ich eine Frau kennen gelernt, deren zwei heranwachsende Söhne im Alter von 11 und 14 Jahren und ihr eigener Mann (genetische Herkunft) ebenfalls eine ausgeprägte AD(H)S-Symptomatik aufweisen. Ihr Mann ist wie ich ein sehr erfolgreicher Multiunternehmer in vielen ganz unterschiedlichen Bereichen (mehrfach selbstständig, hobbymäßig Busfahrer, Feuerwehrmann). Beide Söhne bekommen schon seit Jahren Ritalin (Methylphenidat) verabreicht. Nur so konnte die Flut von Klassenbucheinträgen und negativen Rückmeldungen aus der „farmerorientierten" Schule mit viel zu großen Klassenstärken letztendlich eingedämmt werden. Beide Söhne sind hochbegabt. Dies wurde schon sehr oft von unabhängigen Experten festgestellt. Ebenso sind die Kinder in der Lage, jederzeit auf Abruf eine 1 zu schreiben bzw. in den Fächern, die sie nicht interessieren, völlig zu versagen. Und obwohl sie an dieser weiterführenden Schule selbst Deutschlehrerin ist, sämtlichen Kollegen und vielen Eltern die vorliegende AD(H)S ihrer Familienmitglieder bekannt ist, hat sie dennoch täglich mit Unverständnis und Demütigung zu kämpfen. Am schlimmsten sind dabei die Kommentare, die ihren

Erziehungsstil in Bezug auf ihre Kinder in Frage stellen. Dabei sind hohe Verhaltensauffälligkeiten bei diesen Kindern in der Regel nicht auf mangelndes Erziehungsvermögen der Eltern zurückzuführen, sondern in erster Linie verursacht durch die vorliegende AD(H)S. Gerade bei AD(H)S-Kindern ist eine hohe Konsequenz bei der Erziehung notwendig. Trotz oftmals hoher Konsequenz sind diese Kinder problematisch, was hierzulande immer noch viele (vor allem Lehrer betroffener Schüler und entscheidungsrelevante Bildungsgremien) offensichtlich aus Unkenntnis nicht akzeptieren möchten. Diese unerträgliche Situation hat bei dieser Frau maßgeblich zum Aufenthalt in dieser Klinik beigetragen.

Mein Sohn befindet sich seit etwa acht Monaten bei meiner ehemaligen Stiefmutter Erika, da ich meinen elterlichen Pflichten aufgrund meiner Situation nicht mehr gerecht werden konnte. Infolgedessen fand deshalb leider wieder ein Schulwechsel statt. Die bisherigen „Feedbacks“ sind bis dato einigermaßen akzeptabel. Besser können sie allerdings erst werden, wenn ich wieder, wie schon so oft, entsprechende Aufklärungsarbeit leisten kann und hierbei natürlich auch auf offene Ohren stoßen muss. Aber ich bin da ganz optimistisch. Außerdem verflüchtigen sich viele unangenehme Symptome im Laufe der Pubertät. Und mein Sohn ist ja schon 15.

17. Kapitel

Magic bus

Manchmal führt ein Weg, den man sehr lange gegangen ist, in eine Sackgasse. Dies allein ist aber keine Schande. Viel wichtiger ist es, zu erkennen, dass auch ein völlig neuer Weg das Ziel sein kann. Glücklich schätzen kann sich dabei derjenige, der dies noch rechtzeitig erkennt und dann auch die Chance hat, einen neuen Weg gehen zu dürfen.

Es war im August 1990, während einer meiner zahlreichen Aufenthalte in den Vereinigten Staaten von Amerika (siehe Kapitel 8). Etwa einen Monat zuvor machte ich mich, knapp 700 Meilen vor Alaska, mit einem Leihwagen auf den Weg nach Südkalifornien, um auf meinem Weg einige Mercedes-Oldtimerfahrzeuge für den Export nach Europa ausfindig zu machen. Mein Weg führte u. a. von Powell River nach Vancouver (beides Kanada), über Seattle (Washington) und dann über Portland (Oregon) nach Nordkalifornien, bevor ich von dort aus weiter auf dem berühmten Highway 101 Richtung Südkalifornien nach San Francisco, Salinas, Santa Cruz, Carmel und Monterey unterwegs war. Dort, in der atemberaubenden Natur mit den beeindruckenden Wäldern Nordkaliforniens, genoss ich einige schöne Tage und badete unbeschwert im Pazifik.

Es war auf den Tag genau in jener Zeit, als auch Christopher McCandless (alias „Alex Supertramp“) in Nordkalifornien Richtung Alaska unterwegs war und sich dort ebenfalls mit ein paar Camper-Freunden aufgehalten hatte. Da ich damals mit einigen Trampern, Campern und Abenteurern in Kontakt trat, halte ich es daher nicht für ausgeschlossen, dass ich auch mit dem zwei Monate jüngeren Chris ein paar Worte gewechselt habe. Jedenfalls kann ich mich noch gut an einen „Alex" erinnern.

Erst 2009, und somit in einer für mich „kritischen" Lebensphase, erfuhr ich von Jean Penns Verfilmung der Romanvorlage von Jon Krakauer über das Leben und den tragischen Tod von Christopher McCandless im Jahr 1992 in dem gleichnamigen Film „Into the Wild".[1]

Als ich den Film 2009 zufällig im Fernsehen sah, wurde ich sehr nachdenklich. Ich habe mir anschließend diesen Film auf DVD besorgt und ihn bis heute bestimmt 5 weitere Male gesehen. Es geht im Tenor um die Frage, ob nur geteiltes Glück wahres Glück ist. Somit war seine neue Auffassung von Glück ein radikaler Bruch von McCandless mit seiner früheren Lebensphilosophie, die er bis dahin mit äußerster Verbissenheit bis zu seinem Tod verteidigt hatte. Es war sein Drang nach Freiheit, angetrieben von der Antipathie gegenüber der Seichtheit und Verlogenheit der ihn umgebenden Mainstream-Gesellschaft inklusive seiner Eltern. Seine eiserne Entschlossenheit in der Ausführung seines Planes und seine scheinbar emotionale Kälte gegenüber seiner Familie, die er so lange im Ungewissen über sein Schicksal ließ, wurden ihm letztendlich in Alaska zum Verhängnis, nachdem er einen richtungsweisenden Entschluss gefasst hatte, diesen aber tragischerweise nicht mehr umsetzen konnte. Dieses Verhalten entlarvte ihn im Laufe der Erzählung bis zu diesem kritischen Zeitpunkt als einen unversöhnlichen Menschen mit streng konservativem Moralkodex.

McCandless war ein Sohn wohlhabender und privilegierter Eltern mit ausgezeichnetem Collegeabschluss. Im Frühsommer 1990 entschied sich der damals 22-jährige Chris, seine bisherige Existenz hinter sich zu lassen. Anstatt an der renommierten Havard-Universität das von seinen Eltern forcierte Jurastudium zu absolvieren, spendete er all seine Ersparnisse, verbrannte sein letztes Bargeld, zerschnitt Kreditkarten und Ausweise und änderte fortan seinen Namen in „Alex Supertramp". Ohne einen Cent in der Tasche trampt er quer durch die USA in Richtung Alaska. Unterwegs trifft er auf andere Aussteiger, erfährt zum ersten Mal menschliche Nähe und schließt zahlreiche Freundschaften.

Immer dann, wenn diese Freundschaften auf emotionaler Ebene eine für ihn bedrohlich intensive Form annehmen, bricht er seine Zelte ab und zieht weiter. Dies gilt im Besonderen auch für das Verhältnis zu einer jungen Frau, die ebenfalls seinen Weg kreuzt. Im April 1992, endlich in Alaska angekommen, führt er fortan in völliger Einsamkeit ein Einsiedlerleben. Er ernährt sich von der Jagd, Beeren und Pflanzen und etwa fünf kg Reis, die er mit sich geführt hatte. Als Quartier dient ihm ein alter ausrangierter Bus, der „Magic bus", welcher früher einmal Straßenbauarbeitern der Yutan Construction Company als Unterkunft diente.

Nach zwei Monaten der völligen Isolation reifte in ihm die Erkenntnis, dass wahres Glück nur geteiltes Glück sein kann. Er schloss daraufhin Frieden mit seiner Familie und offensichtlich mit sich selbst und plante spontan seine sofortige Rückkehr in die Zivilisation, zurück zu seiner Familie, seinen neu gewonnenen Freunden und auch zu vorgenannter junger Frau, mit der er nun selbst eine Familie gründen wollte.

---

[1] „Into the Wild" – Geschichte eines Aussteigers, Regie:Sean Penn, 2007. Romanvorlage: Jon Krakauer, 1996. Vergleiche auch Anmerkungen von Klaus Reitberger, klausreitberger.worldpress.com.

Da er allerdings von Anfang an auf „überlebensnotwendiges" Kartenmaterial und sonstige wichtige Ausrüstungsgegenstände verzichtet hatte und aufgrund der Tatsache, dass sein geplanter Rückweg über einen durch die sommerliche Schneeschmelze in einen reißenden Strom verwandelten Fluss führte, den er nicht mehr überqueren konnte, kehrte er zurück in den „Magic bus", wo er schließlich nach 112 Tagen in der Wildnis den Hungertod fand, wobei dieses tragische Ende durch Rekonstruktion anhand seines später gefundenen Tagebuches dokumentiert wurde.

Es ist diese Art von Filmen, die mich einerseits emotional fordern, da sie anspruchsvoll sind und andererseits meine Sichtweise zu der verzerrten Realität, zumindest für den Augenblick, verändern. Es ist die Art der Emotionalität, mit der ich mich nur ungern auseinandersetzen möchte. Ähnlich ergeht es mir vielfach bei emotionaler Musik. Spontan verbinde ich hier meist ein unverarbeitetes Gefühl mit einer bestimmten akustischen Wahrnehmungssituation.

Insofern kann ich die Handlungsweise von Christopher McCandless nur zu gut verstehen. Und möglicherweise fühlte ich mich daher in Kalifornien auch zu ihm hingezogen, sofern ich ihn getroffen habe, was nicht auszuschließen ist. Mein Leben ist geprägt von zahlreichen ähnlichen Situationen, vor denen ich immer wieder weggelaufen bin. Es ist eine Art „Automatismus", der dafür sorgt, Gefühle nicht zulassen zu müssen.

Ich möchte nur eine „ganz normale Familie". Das sind die Worte meines Sohnes, wenn ich ihn frage, was er vom Leben erwartet und was er sich wünscht. Eine so einfache Frage mit einer genauso einfachen Antwort. Aber wenn das so einfach wäre, dann gäbe es sicherlich keinen Grund, diese einfache Frage mit genau dieser einfachen Aussage zu beantworten.

Die Tage und Wochen der Ohnmacht zehren noch immer an mir. Ich meine damit die Konfrontation mit der unabdingbaren Endgültigkeit des Todes seiner Mutter und der Schuldfrage, also der Schuld im Sinne des „nichts dagegen unternommen oder bemerkt zu haben". Es gibt auch 7 Jahre danach noch so viele Verdrängungsmechanismen, die in Kombination mit unserer AD(H)S bisher offenbar ein „normales Familienleben" zwischen mir und meinem Sohn unmöglich machten. Und als dann endlich eine verständnisvolle Frau unser beider Leben bereicherte, brach ich völlig zusammen und mein Sohn zog zu meiner Ex-Stiefmutter.

Es gibt wohl kaum jemanden auf dieser Welt, der auch nur ansatzweise nachvollziehen kann, was wir beide in den letzten 7 Jahren durchmachen mussten. Dieser Albtraum nahm seinen Lauf am 23. Oktober 2004. In jener Nacht fanden wir beide den leblosen Körper nach 2-tägiger Suche und etwa gegen 23 Uhr im Dachgeschoss unseres damaligen Hauses, welches durch eine Tür von innen verschlossen war. Es spielt dabei auch keine Rolle mehr, ob es überhaupt Gründe gab, die diese Tat samt unvorstellbar brutaler Ausführung und des in seiner Machart dahinterstehenden akribisch geplanten Kalküls überhaupt auch nur ansatzweise rechtfertigen können, schon gar nicht, wenn man dadurch sein eigenes Kind als emotionalen „Trümmerhaufen" zurücklassen muss.

Ein Suizid ist immer ein Akt der Gewalt gegen sich selbst, aber oft auch eine Anklage und Abstrafung gegenüber anderen.

In jener Nacht wurde dieser Albtraum zur bitteren Realität und kein ARD-Tatort könnte den weiteren Verlauf des Geschehens besser umschreiben.

Polizeieinsatzkommando, Notarzt, Ärzteteam, Kriminaltechniker, 5-köpfiges Team der Spurensicherung, Notfallseelsorger, fassungslose Familienmitglieder, aufgeschreckte Nachbarschaft, Gaffer, Bestattungswagen, Krankenwagen, Notarztfahrzeug, Polizei-Einsatzfahrzeuge, Martinshörner, unzählige Verhöre vor Ort, Tatortversiegelung usw.

Was in den frühen Morgenstunden davon übrig blieb, waren mein Kind und ich, innere Leere, Lähmung und ein kleiner Haufen von Einweganzügen und Handschuhen der Spurensicherung neben einem blutverschmierten Tatort. Und meine Verantwortung gegenüber meinem Sohn, die mich in diesem Moment zu erdrücken schien.

Es folgten Wochen und Monate der Flucht. Wir beide lebten etwa zwei Monate nur aus Koffern in einem von mir gerade fertiggestellten unmöblierten Neubau, etwa 30 km entfernt von unserer Heimat, bevor wir danach für etwa weitere zwei Jahre ein kleines 3-Zimmer-Quartier in einem Mehrfamilienhaus, etwa weitere 30 km entfernt, bezogen. Täglich musste ich mein Kind früh morgens zur Schule fahren und danach gegen Mittag wieder abholen. In der Zwischenzeit musste ich mich jeden Tag dazu zwingen, dieses Haus wieder zu betreten. Und quasi jeden Tag stand ich dabei unter akribischer Beobachtung der gesamten Nachbarschaft. Erst 3 Wochen später konnte meine Frau beerdigt werden, da sie erst spät von der Autopsie „freigegeben“ worden war. In dieser Zeit stand ich sogar selbst unter Tatverdacht, was noch erschwerend hinzukam.

Auch was die Tatortreinigung und die Renovierung der blutverschmierten Decke, Wände und Böden und der Zimmertür betraf, so blieb auch dieses unangenehme Unterfangen alleine mir überlassen. Danach folgten Wochen und Monate der Räumung des gesamten Anwesens. Von Anfang an stand dabei fest, dass dieses Haus verkauft werden muss. Bis heute stehen daher noch über 100 gefüllte Umzugskisten verschlossen in meiner Garage. Was natürlich auch klar war, war die Tatsache, dass ich meinem Sohn den Zugang zum Haus zu keinem Zeitpunkt mehr zumuten konnte.

Erst drei Jahre später konnten wir beide wieder ein gemeinsames Haus, welches ich in der Zwischenzeit bis heute renoviert habe, beziehen.

Selbst meinem schlimmsten Feind würde ich solche Qualen nicht zumuten wollen. Und immer noch sehe ich den fragenden Gesichtsausdruck meines 8-jährigen Sohnes im Rückspiegel meines Autos in jenen Tagen der Ohnmacht, auf den ich keine Antworten finden konnte.

Angesichts der dargelegten Ereignisse fällt es mir sehr schwer, überhaupt noch von Glück reden zu können. Diese Empfindung habe ich nur noch sehr selten. Auch meine mangelnde Kommunikation zu meinem Sohn hat hierzu wohl auch beigetragen. Und ich würde diesen Zustand so gerne verändern.

Hier in der Klinik bespreche ich dieses Thema fast täglich mit meinem Therapeuten. Und erst hier bemerke ich wieder, wie sehr mich dieses Thema belastet. Sofort merke ich dabei wieder meinen „Druck im Kopf“ und mein „Rauschen“ im Ohr.

Aber zumindest habe ich eine Chance, einen neuen Weg gehen zu dürfen, im Gegensatz zu Chris Mc Candless. Und dafür bin ich dankbar, auch wenn ich den Weg noch nicht genau sehen kann. Primär geht es im nächsten Schritt erst einmal darum, zu lernen, wie ich endlich „loslassen“ kann.

Immer öfter habe ich auch das Gefühl, dass nichts zufällig im Leben geschieht. Offensichtlich gibt es auch Mechanismen, die dafür sorgen, dass uns gelegentlich Zeichen widerfahren.

Spontan kann ich mich dabei an folgendes Ereignis erinnern:

Es war am 09.05.08 und somit vor über 3 Jahren. Beim Aufräumen meiner Kommode fiel mir der Führerschein meines verstorbenen Großvaters in die Hände. Und dass ich noch so genau weiß, an welchem Tag dies geschah, hängt damit zusammen, dass ich an jenem Tag völlig verwirrt das Geburtsdatum meines Großvaters im Führerschein angestarrt hatte. Es war der 09.05.08, allerdings 1908. Und wir schrieben das Jahr 2008. Zufall oder nicht? Mein Opa, zu dem ich zu Lebzeiten eine ganz besondere Beziehung pflegte, feierte an diesem Tag seinen 100-sten Geburtstag, und ich durfte daran teilhaben.

Es gibt so vieles, was wir nicht verstehen und dennoch verspüren wir intuitiv ein Gefühl eines behutsamen Lenkers. Manche sprechen dabei von Gott. Ich spreche hier von der göttlichen Allgegenwärtigkeit.

Während eines Inlandsfluges von San Francisco nach Shelbyville (Kentucky) gab es 1990 eine ganz ähnliche Situation. Hierbei kam es im Verlauf des Fluges zu einem Triebwerksbrand, welchen ich damals live miterleben konnte. Trotz dieser Extremsituation, die bei vielen Passagieren verständlicherweise Panik ausgelöst hatte, fühlte ich mich zu keinem Zeitpunkt bedroht. Ich hatte damals intuitiv das Gefühl, beschützt zu werden.

Bewusstes Erleben von Situationen gibt mir Hoffnung auf Besserung meiner Lebensqualität. Insofern hat mir der lange stationäre Klinikaufenthalt im Ergebnis dennoch etwas gebracht. Hätte ich sonst den Sonnenaufgang am hiesigen See bewusst beobachten können? Hätte ich sonst die Wärme der ersten Sonnenstrahlen auf meiner Haut an genau diesem Ort spüren können? Wohl kaum.

Medikamente sind leider kein Allheilmittel, um meinen psychisch labilen Zustand dauerhaft zu stabilisieren. Es ist ein Prozess der subjektiven Wahrnehmungsfähigkeit, der nur durch viel Ruhe und Inspiration in Gang gesetzt werden kann. Um dies zu suchen und auch zu finden, deswegen bin ich hier und deswegen werde ich aus dieser Situation für mich und meine Familie das Beste machen.

Gestern habe ich in meinen E-Mails herumgestöbert und gesehen, dass ich noch eine E-Mail vom 28.10.2010, gesendet von einem Bekannten aus England, ebenfalls Hubschrauberpilot, im Posteingang habe. Auf diese E-Mail hatte ich einen Tag später geantwortet und dann etwa zwei Monate nichts mehr von ihm gehört. Im Januar 2011 erfuhr ich dann von seinem tragischen Unfalltod mit seinem Hubschrauber, nur wenige Tage nach unserem E-Mail-Verkehr. Dies macht bei jetziger Betrachtungsweise erneut deutlich, wie wichtig es ist, noch eine Chance für eine Veränderung haben zu können. Denn jeder Tag zählt, nicht nur in der Illusion, sondern vor allem in der Realität, in der ich ankommen muss. Jeden Tag ein bisschen mehr.

18. Kapitel

Selbsterkenntnisse

Die Welt wird immer so sein, wie wir sie nicht haben wollen. Und selbst wenn sie anders wäre, dann könnten die meisten von uns sie dennoch nicht anders erkennen.

Ich bin sehr müde. Ich bin es deshalb, weil ich gerne so viele Dinge verändern möchte. Und dann frage ich mich, ob Veränderungen überhaupt einen Sinn machen. Unsere Erde ist ein winziger Planet in unserem kleinen Sonnensystem. Schätzungen zufolge gibt es im sichtbaren Universum etwa 100 Milliarden Galaxien mit etwa 70 Trilliarden Sternen (Sonnen). Und jede einzelne Sonne hat sicherlich viele Planeten. Die Entfernung zur nächsten größeren Galaxie beträgt etwa 2,7 Millionen Lichtjahre, wobei 1 Lichtjahr etwa 9,5 Billionen km sind. Wenn wir also alle Sterne des sichtbaren Universums aller Galaxien in einer km-Entfernung begreifen wollen, so müssten wir in etwa wie folgt rechnen: 2,7 Millionen x 100 Milliarden x 9,5 Billionen. Das wäre dann wohl eine Zahl mit 31 Ziffern, also 2.565.000.000.000.000.000.000.000.000.000 km, wobei das dann nur die Galaxien wären. Ich glaube, das wären dann rd. 2,6 Quintillionen Kilometer, sofern ich mich nicht verrechnet habe.

Zwei Jahrzehnte meines Lebens war ich ein Garant für Innovation, Ideenreichtum, Ehre, Loyalität, Beständigkeit und grenzenlosen Ehrgeiz. Ich war süchtig nach Ruhm, Anerkennung und Erfolg. Dieses exzessive Verhalten hat mich am Ende an eine Grenze gebracht, die ich nun nicht überschreiten darf. Eigentlich wurde ich dadurch permanent daran gehindert, meine eigene Existenz zu begreifen und die Gegenwart zu erkennen. Angesichts der Unendlichkeit des Universums sollte man eine völlig andere Sichtweise für das Leben an sich entwickeln. Ich bin dankbar dafür, dass es am Ende für mich nun so gekommen ist. Anderenfalls hätte ich sicherlich immer so weitergemacht.

Auch was den Tod und das Sterben betrifft, so tröste ich mich mit einem Gedanken, der mir seit einiger Zeit durch den Kopf geht. Entweder man sieht seine Angehörigen irgendwann einmal wieder, und das bis dahin unausgesprochene Wort kann endlich an anderer Stelle in einer anderen Existenz verweilen und somit seinen verspäteten Seelenfrieden finden. Dann wäre der Zeitpunkt eines Ablebens generell von keiner größeren Bedeutung und somit frei von nicht enden wollendem Schmerz. Oder nach dem unvermeidlichen Tod und damit dem Ableben des physischen und geistigen Bewusstseinszustandes wird es nichts Emotionales mehr geben können. Eine geistige Vereinigung über den Tod hinaus wäre dann also nicht mehr möglich. Unter diesem Gesichtspunkt würde also der Zeitpunkt des Ablebens eines geliebten Menschen und auch der Zeitpunkt seines eigenen Todes dann ebenso keine Rolle mehr spielen. Das Leben wäre damit sinnlos. Da ich allerdings gefühlsmäßig zu der ersten Variante tendiere, sollte mein empfundener Schmerz keine Existenzberechtigung mehr haben. Außerdem soll Sokrates (griechischer Philosoph) einmal gesagt haben, dass schließlich niemand den Tod kenne, insofern könnte es somit auch sein, dass der Tod vielleicht sogar das größte Geschenk für jeden Menschen darstellt.

Mit jedem Tag in dieser Klinik werde ich nachdenklicher und mein Handy benutze ich schon lange nicht mehr. Nur so kann ich mich auch dauerhaft von all den Zwängen befreien. Ich bin nun fast drei Monate hier und wirke innerlich viel sortierter als am Anfang. Auch meine Aggressivität ist deutlich rückläufig.

Gerne erinnere ich mich in diesen Tagen an eine längst vergangene Zeit. An eine Zeit ohne ständige Erreichbarkeit und ohne erdrückende Verantwortung. Es war die Zeit vor etwa 20–25 Jahren. Damals schmeckte ein gutes Steak genauso gut wie heute. Aber ich konnte es viel gelassener und bewusster genießen.

Es war eine Lebensqualität, die ich schon sehr lange nicht mehr empfinden durfte. Es war die Zeit, als der Gesang meiner Seele noch harmonisch klang. Die Welt hat sich verändert, sie ist bedrohlicher geworden. Und diese Bedrohung ist rein psychischer Natur. Der Mensch ist nun einmal nicht dazu geschaffen, ständig mit multidimensionalen Problemen und Ereignissen konfrontiert zu sein. Jedenfalls ist dies mein subjektives Empfinden. Früher, in den 1990er Jahren, gehörte mein Mobiltelefon, damals war es noch ein kiloschwerer Kasten, quasi zur Standardausrüstung eines innovativen Unternehmers. Ein diesbezüglicher Verzicht war allein schon aus Prestigegründen undenkbar. Heute, etwa 20 Jahre danach, werde ich meinen in wenigen Monaten auslaufenden Mobilfunkvertrag nicht weiter verlängern. Wahrer Luxus liegt für mich jetzt in der Tatsache, nicht mehr ständig erreichbar zu sein.

Ich habe mich in den letzten Monaten massiv von finanziellen und persönlichen Belastungen befreit und meine Finanzstruktur auf Liquidität und Sicherheit ausgelegt. Zugegeben, dies ist mir als „AD(H)S-Hunter" wirklich sehr schwer gefallen. Dies befreit mich jedoch von der Abhängigkeit des Finanz- und Bankensystems, welches offenbar nur noch auf „Rating" und nicht mehr auf geistiges Potential und Individualität ausgelegt ist. Der innovative Mensch wird in der Bankenhierarchie schon lange nicht mehr mit dem notwendigen Respekt behandelt. Tragisch ist hierbei nur, dass ich diesen Irrsinn nicht rechtzeitig erkannt und mich hiervon entsprechend distanziert habe.

Vielleicht werde ich auf diese Weise meine Zwänge, beispielsweise meinen „Aufräumzwang" oder meine Zwanghaftigkeit, nichts vergessen zu dürfen, im Laufe der Zeit ablegen können. Möglicherweise kann ich auch irgendwann damit umgehen, nicht ständig und überall alles auf Zettel aufschreiben zu müssen. Jedenfalls wird es noch ein harter, steiniger und weiter Weg für mich sein.

„Bleibt hungrig, bleibt tollkühn." Dies hatte Steve Jobs noch kurz vor seinem Tod gesagt. Sicherlich hatte er damit auch Recht und sicherlich war dies bisher auch eines meiner Lebensmottos. Aber angesichts der gesellschaftspolitischen Schieflage, in der wir uns alle seit geraumer Zeit befinden, kann zumindest ich mich künftig nicht mehr mit diesen Problemen auseinandersetzen. Was mir bleibt, ist lediglich das Einhalten einer Distanz zu Politik, Machtmissbrauch, Unrecht und Heuchelei. Wobei diese Dinge unmittelbar miteinander zusammenhängen dürften.

Die meisten meiner Bekannten hier sind schon entlassen worden. Und wenn ich hier in der Klinik, meist leger mit T-Shirt und Jogginghose bekleidet, über den Flur schlendere, frage ich mich oft, was die neuen und mir unbekannten Patienten über mich denken. Viele geben sich sehr viel Mühe, eine ordentliche Garderobe an den Tag zu legen. Und oft habe ich dabei das Gefühl, dass man mich wegen meiner legeren Art unterschätzt. Viele reden erst gar nicht mit mir. Dennoch empfinde ich nicht das Bedürfnis, großen Wert auf mein Outfit legen zu müssen, jedenfalls nicht hier. Und gerade deshalb läuft mein Gehirn permanent auf Volltouren. Ich habe nun den notwenigen Abstand, alles differenzierter und zwanglos sehen zu können.

Im letzten Jahr bin ich nach 15-jähriger Mitgliedschaft aus einem renommierten „Ferrari-Owners-Club" ausgetreten. Dies hätte ich schon viel früher machen sollen. Ohne jetzt dem Club oder seinen verbleibenden Mitgliedern zu nahe treten zu wollen, hatte ich in den letzten Jahren der Mitgliedschaft permanent das Gefühl, dort völlig fehl am Platz gewesen zu sein. Das gesamte Niveau war mir am Ende intellektuell einfach zu flach und zu extravagant. Und seit Jahren ging es dort wohl nicht mehr um den Mythos des springenden Pferdes, sondern nur noch um Protz und eine Art „langweilige spätrömische Dekadenz" völlig gesättigter Menschen mit Geld und Macht im Überfluss. Ebensolche Erfahrungen habe ich auch auf der Ferieninsel Mallorca und teilweise auch in den Vereinigten Staaten von Amerika gemacht. Erschreckend ist dabei vor allem das Missverhältnis zwischen unterdurchschnittlicher Intelligenz und das gleichzeitige Vorhandensein von überdurchschnittlich viel Kapital und Macht. Viele Menschen sind sich angesichts dieser zunehmenden Entwicklung ihrer enormen gesellschaftspolitischen Verantwortung des Kapitals nicht mehr bewusst. Insofern kann ich künftig auch auf die Einladungen zum Bundespresseball nach Berlin gerne verzichten. Darauf lege ich keinerlei Wert mehr. Solche Veranstaltungen sollten nur noch Menschen mit „Mittelpunkt-Syndrom" vorbehalten sein. Zu diesem Personenkreis zähle ich mich schon lange nicht mehr. Eigentlich stand dies mit meiner wahren Natur nie im Einklang.

An dieser Stelle möchte ich allerdings etwas klarstellen. Ich habe nichts gegen Kapitalismus als solches, nur gegen Lobbyismus und Verschwendung und Missbrauch von Macht und Kapital als Ressource zu Lasten unserer Gesellschaft, die sich derzeit „im freien Fall" befindet. Außerdem konnte ich mir ja durch meine umfangreichen beruflichen Tätigkeiten ein finanzielles Polster schaffen, wofür ich mich nicht schämen muss. Schließlich muss man sich Neid oft hart erarbeiten, wohingegen man Mitleid „geschenkt" bekommt.

Und wie Neid oder Missgunst als Empfindung wahrgenommen werden kann, davon kann ich wie kaum ein anderer ein Lied singen. Vor allem in Deutschland gibt es einen sogenannten „schwarzen Neid". Darunter versteht man einen zerstörerischen Neid, der vor allem in Regionen mit ländlicher Bevölkerung weit verbreitet ist. Es handelt sich dabei um eine zermürbende Mentalität der Missgunst. Der schwarze Neid macht krank, unzufrieden und gelegentlich auch depressiv. Und ob dieses Verhalten angeboren ist oder sich durch Erziehung und Elternhaus entwickelt hat, entzieht sich meiner Kenntnis. Jedenfalls ist mir dieses Phänomen seit Jahren allgegenwärtig und natürlich ist es dabei so, dass man mir meine persönlichen Erfolge einfach nicht gönnt.

Andererseits gibt es auch einen „weißen Neid", der vornehmlich in den USA anzutreffen ist. Auch diese Erfahrungen habe ich schon hinter mir. Wenn man dort beispielsweise mehr als andere in seinem Leben etwas erreicht bzw. auf die Beine gestellt hat, so kann ein derartiger „Neid" wie ein „Antriebsmotivator" für den Betroffenen sein. Weißer Neid spornt an und motiviert dazu, ebensolche hochgesteckten Ziele und Ambitionen zu erreichen. Und da ich selbst eher zu einem weißen Neid tendiere und dieses Phänomen vornehmlich in Auswandererregionen anzutreffen ist, wage ich auch zu behaupten, dass Menschen mit überwiegenden AD(H)S-Wesenszügen, wenn überhaupt, nur einen weißen „Motivationsneid" empfinden können.

Schwarzer Neid spricht eher für charakterlich bösartiges Gedankengut, wohingegen weißer Neid eher positive und anerkennende Auswirkungen hat.

Neid, speziell die bösartige Variante, spielt sehr oft auch eine Rolle bei Menschen, mit denen man unmittelbar zu tun hat, z. B. im Umgang mit seinen vertrauten Mitmenschen, beispielsweise bei „angeblichen" Freunden oder Kollegen, und somit vornehmlich am Arbeitsplatz. Dort kann diese Variante der Missgunst auch schnell zum Mobbing ausarten. Solche Erfahrungen hatte ich zu Beginn meiner beruflichen Laufbahn bereits bei meinem damaligen Arbeitgeber gemacht. Und auch hier in der Klinik gibt es speziell einen Patienten, der mir eine ähnliche Mobbing-Situation in Bezug auf seine Person bei seinem Arbeitgeber anvertraut hat. Hierbei handelt es sich um eine derzeit in den Medien deutschlandweit erörterte Erfolgsgeschichte, welche er alleine entwickelt und wodurch er somit bei seinen Kollegen „schwarzen Neid" erzeugt hat und letztendlich in der „Mobbingfalle" gelandet ist. Man möge mir an dieser Stelle den Hinweis gestatten, dass dieser Mann u. a. auch wegen AD(H)S im Erwachsenenalter hier behandelt wird.

Ganz schlimm ist dies allerdings dann, wenn man feststellen muss, dass man einen Menschen völlig falsch eingeschätzt hat. Wenn man also durch seine eigene Naivität durch das verspätete irrationale Verhalten eines vertrauten Menschen plötzlich durch diesen „vor den Kopf" gestoßen wird. Als emotionaler Mensch kann es dann schnell passieren, dass man dann mit Selbstzweifeln kämpfen muss, ohne dass es die andere Person auch nur im Geringsten tangiert. Womit wir wieder bei den Menschen angelangt wären, die es zu meiden gilt.

Das „Gute" und das „Böse" scheint allgegenwärtig zu sein, quasi als Ersatz für „Himmel" und „Hölle" im biblischen Sinn.

Heute Morgen hatte ich im Speisesaal nach langer Zeit wieder ein interessantes Gespräch mit Robert. Robert ist einer von wenigen, die wie ich schon eine lange Zeit hier verweilen. Er ist Halbägypter und ebenfalls selbstständig. Früher war er Schauspieler und Künstler. 1985 war er sogar für eine Hauptrolle im Film „Der Name der Rose" mit Sean Connery vorgesehen, die er jedoch damals aufgrund anderer Arrangements ablehnen musste. Er erzählte von seinen damaligen Begegnungen mit Jean-Jacques Annaud (Regisseur, u. a. auch „Sieben Jahre in Tibet" mit Brad Pitt) und Sean Connery, mit dem er in diesem Zusammenhang als möglicher Filmpartner schon zusammen gegessen hatte.

Der Mensch reift mit seinen Erfahrungen und Erlebnissen. Auch mir wird es nun so ergehen. Und nur, wer wirklich alle Höhen und Tiefen des Lebens voller Leidenschaft erfahren hat und auch den Lerneffekt nutzt und diesen dann auch entsprechend umsetzen kann, der hat begriffen, was das Leben letztendlich ausgemacht hat.

Die meisten Menschen leben nur in den Tag hinein, sorgen sich um ihr egoistisches Gedankengut und lassen nichts unversucht, die eigenen Interessen über die ihrer Mitmenschen zu stellen. Ich war lange Zeit ein Teil dieses Systems und bin in diesem Strom mitgeschwommen, obwohl meine persönliche Lebenssituation anders motiviert war. Vielen Menschen bereitet es auch oft eine gewisse Befriedigung, bewusst schwächere oder anders strukturierte Personen zu demütigen bzw. zu verletzen. Dies habe ich ebenfalls schon oft, auch als unbeteiligter Dritter, erleben müssen. Der sog. „schwarze Neid" spielt hierbei offenbar auch eine sehr große Rolle. Es ist wahrscheinlich die Ohnmacht derjenigen, selbst nichts auf die Beine stellen zu können, sei es aufgrund mangelnder Intelligenz oder übertriebener Vorsicht (Stichwort: „Farmer") oder warum auch immer. Jeder ist doch seines Glückes Schmied und jeder kann alles erreichen auf dieser Welt, was er möchte. Nur sollte man selbstbewusst seine eigene Meinung vertreten können und auch dazu stehen.

Ich kenne eine Frau, die liebäugelte früher nur mit Männern, welche ein tolles Auto (vornehmlich PORSCHE) fuhren und machte sich ständig über gewisse Vegetarier lustig. Ebenso ließ sie keine Gelegenheit aus, moderne Kunst aus Stein und Metall lächerlich zu machen. Heute lebt sie mit einem solchen „Künstler" zusammen, der zu allem Überfluss auch noch überzeugter Vegetarier ist und keinerlei Sportwagenambitionen hat. Sogar seine Essgewohnheiten hat sie mittlerweile übernommen und begleitet ihn zu sämtlichen Kunst-Vernissagen. Darüber hinaus hat sie natürlich auch noch den kompletten Freundeskreis ihrer „Liebschaft" übernommen und jeglichen Kontakt zu früheren ihr nahestehenden Personen abrupt durch fadenscheinige Ausreden und verletzende Situationen abgebrochen. Hierbei ist es ihr natürlich völlig gleichgültig, welchen Schmerz sie dadurch den anderen Menschen zugefügt hat. Diese Situation ist wohl beispielhaft für das zuvor beschriebene Verhalten, welches ebenso eine bis dahin ungeahnte bösartige Charakterstruktur ihres neuen „Freundeskreises" widerspiegelt, wobei Neid und Missgunst hier wiederum eine Schlüsselrolle zu spielen scheinen.

Hemingway hat einmal gesagt: „ Lasst die, die es wollen, die Welt retten, wenn Du nur dahin kommst, sie deutlich und als Ganzes zu sehen. Dann wird jeder Teil, den Du machst, das Ganze repräsentieren, wenn es ehrlich gemeint ist".

Er wollte wohl damit verdeutlichen, dass es zu viele Veränderungen geben müsse, um alle Missstände und bestehenden Ungerechtigkeiten beseitigen zu können. Und zwar bei uns Menschen, in der Tierwelt und sicherlich auch bei unserem Heimatplaneten, Umweltfragen betreffend.

Dieser Spruch passt wie kaum ein anderer in die Gegenwart. Und damit meine ich auch unsere Gegenwart vor unserer eigenen Haustür. Es spielt keine Rolle, welcher Gott nun der wahre ist, sondern einzig und allein die Verantwortung, die jeder für sich im Leben übernehmen muss.

Wie kann es sein, dass Menschen vor den Augen anderer einen Menschen brutal niederschlagen und töten, ihm also so lange auf den Kopf springen, während das Opfer schon am Boden liegt, bis eine Gehirnblutung zum Tode führt, ohne dass jemand der Zuschauer eingreift? Ein solches Video habe ich mir hier in der Anstalt vor einigen Wochen angesehen. Die Motivation hierzu ging von einem ehemaligen Polizisten aus, der schon lange kein Vertrauen mehr in unser Land und unsere Pseudopolitik hat. Und offensichtlich gibt es auch zu wenig Menschen mit entsprechender Zivilcourage, die derartig brutale Übergriffe verhindern könnten. Wobei ich bei der Zivilcourage sogar noch einen Schritt weitergehe und behaupte, dass Zivilcourage auch sehr viel mit AD(H)S-typischen Wesenszügen zu tun hat. Menschen mit AD(H)S gehen mit wachen Augen durch die Welt und greifen jederzeit ein, wenn jemand Hilfe benötigt, scheuen keine Konfrontation, sind furchtlos, leider oft auch leichtsinnig und haben großen Mut.

Irgendwie ist es ja auch kein Wunder, dass kaum noch menschliche Werte vermittelt werden können. Zu allem Überfluss wurde bei uns in Deutschland jetzt auch noch die Wehrpflicht abgeschafft. Das durch gesellschaftliche Missstände auf ein Minimum reduzierte Verantwortungsbewusstsein bei der Mehrzahl der heute oft orientierungslosen Jugendlichen wurde dadurch weiter geschwächt. Man kann über die Wehrpflicht sagen, was man will. Ich für meine Begriffe konnte in jener Zeit auch viel „Gutes" für mich in mein Leben mitnehmen bzw. übernehmen. Ich spreche hier nicht von bedingungslosem Gehorsam gegenüber Vorgesetzten, mit denen ich ständig „aneinandergeraten" bin, sondern von Verantwortung für meine Kameraden und meine Ausrüstung und einem bis dahin für mich fremden Zusammengehörigkeitsgefühl. Auch habe ich mir dort Disziplin und viele Rituale angeeignet, die mir bis heute oft hilfreich gewesen sind, und eine „handyfreie Zeit" würde sicherlich unseren Heranwachsenden nicht schaden. Aber wie so oft ist unsere Regierung nicht in der Lage, sinnvolle Lösungen anzustreben. Deutschland schafft sich eben ab, und das nicht erst seit Sarrazin.

Ich werde mir weiterhin treu bleiben und dabei immer wieder klar Position beziehen. Echt, provokant und leidenschaftlich. Und wem das dann nicht passt, der kann gerne Kritik daran üben. Die Gedanken sind frei, die Taten jedoch nie.

19. Kapitel

My way

Vor etwa einem Jahr, also so um die Weihnachtszeit, war ich seit langer Zeit wieder in den Vereinigten Staaten von Amerika und somit in dem Land der einst unbegrenzten Möglichkeiten unterwegs.

Mein Ziel war der Großraum Miami und die Florida Keys und das atemberaubende Ambiente der Ausläufer des karibischen Meeres mit seinen Geheimnissen, die es noch zu erforschen gibt.

Natürlich war ich sofort auf der Suche nach den Relikten der einst 1622 untergegangenen spanischen Galeone „Atocha", die Mel Fisher erst im Jahre 1985 samt „Goldschatz" im Wert von 400 Millionen Dollar bergen konnte. Im Mel Fisher-Museum in Key West konnte ich den beeindruckenden Goldschatz bestaunen. Sofort war ich wieder „Feuer und Flamme" für die Schatzsucherei, die ich etwa Mitte der 1990er Jahre abrupt aus den Augen verloren hatte. Damals war ich Mitglied eines etwa 5-köpfigen Schatzsucherteams, welches vornehmlich nachts in Rheinland Pfalz „ihr Unwesen trieb". Neben meiner bis dahin meist nur kurz, aber umso zahlreicher ausgeübten Hobbys, wie beispielsweise Tennis, DLRG, Fußball, Sportschießen usw., verschaffte mir die Schatzsucherei damals für einen Zeitraum von etwa einem Jahr eine willkommene Adrenalinausschüttung.

Kaum ein keltisches Hügelgrab oder ein römischer Kaiser war damals vor uns sicher, und neben zahlreichen Gold-, Silber- und Bronzemünzen und weiteren Artefakten förderten wir seinerzeit auch gelegentlich scharfe Munition oder auch einmal eine scharfe 5-Zentner-Bombe aus dem 2. Weltkrieg ans Tageslicht, und unsere professionelle Ausrüstung kostete damals bereits über 10.000,– DM. Schade nur, dass ich immer wieder sehr schnell mein Interesse an derartigen Herausforderungen verliere.

Bereits meine Ankunft auf dem Miami International Airport etwa gegen 22:00 Uhr war wieder eine echte Herausforderung für mich, da das Navigationsgerät meines Mietwagens mich fälschlicherweise nach etwa halbstündiger Autofahrt nicht wie gewünscht nach Miami Beach, sondern nach Downtown bzw. Overtown Miami gelotst hatte. Und da ich natürlich meinen Sohn und meine Lebensgefährtin bei mir hatte und mein Portmonee mit rd. 2.000,– US $ in bar gefüllt war, war dies für uns drei eine äußerst pikante und sehr gefährliche Situation. Man bedenke bitte, dass es schon fast Mitternacht war und wir uns im übelsten Stadtgebiet der 3-Millionen-Einwohner-Metropole befanden. Auf einem Parkplatz neben einem McDonalds blieben wir stehen und beobachteten ratlos die Umgebung, welche mit dunklen und furchteinflößenden Gestalten übersät war. Plötzlich wie aus dem Nichts hielt etwa 10 Meter neben uns ein großer, mächtiger SUV-Van an, in dem sich eine sehr gut gekleidete telefonierende Frau befand.

Ich nutzte die Gelegenheit, stieg aus meinem Mietwagen aus, klopfte an deren Seitenscheibe des offensichtlich gepanzerten Fahrzeuges und erfragte bei ihr sichtlich genervt den Weg Richtung Beach. Völlig perplex öffnete die Frau daraufhin ihre Seitenscheibe um etwa einen Spalt von maximal zwei cm, dabei wirkte sie sichtlich angespannt, da sie wohl auch nicht wusste, was sie von mir zu halten hatte.

Sie stellte mir nur kurz die Frage, ob ich überhaupt wüsste, wo ich mich hier befinden würde. Nach kurzem Achselzucken meinerseits erwiderte sie nur die folgenden zwei Worte: "Very dangerous". Noch bevor sich uns die dubiosen Gestalten nähern konnten, sprach sie hektisch, dass wir uns sofort mit unserem Mietwagen an sie „dranheften" und ihr folgen sollten. Hierbei legte sie auch großen Wert darauf, uns klarzumachen, dass wir keinesfalls anhalten bzw. uns auf ein Gespräch mit anderen Highway-Fahrern neben uns im „Stop-and-go-Verkehr" während der Fahrt einlassen sollten. Als wir uns nach etwa 15minütiger Fahrt einer Mautstation näherten, hielt sie plötzlich an, stieg aus und drückte mir eine Dollarmünze in die Hand mit dem Hinweis, mit dieser zu bezahlen und dann immer nur geradeaus zu fahren. Und noch bevor ich mich bei ihr für die offenbar „lebensrettende Maßnahme" bedanken konnte, lief sie zurück zu ihrem Wagen und fuhr davon.

Diese Situation hat sich bei mir im Gedächtnis eingebrannt. Vor allem möchte ich klarstellen, dass die Amerikaner grundsätzlich ein äußerst hilfsbereites Volk sind. Schon oft musste ich feststellen, dass man sich hierzulande gerne über die „Amis" lustig macht und alle und alles dort pauschalisiert. Interessant ist hierbei vor allem, dass dies meist von Deutschen behauptet wird, die dieses Land und deren Mentalität nur aus dem Fernsehen kennen. Aber dieses Phänomen habe ich in meinem Buch an anderer Stelle bereits erläutert.

Es ist ja allseits bekannt, dass in den USA die meisten Juden beheimatet sind. Sogar mehr als in Israel. Hierzu möchte ich folgende Anekdote erzählen:

Nachdem wir uns in Miami von dem Schock erholt hatten, machten wir uns direkt nach Ankunft in unserem Hotel auf den Weg zu einem Restaurant. In einem Steakhouse kehrten wir schließlich ein und nahmen dort Platz. Das Restaurant war bis auf unseren Platz restlos belegt und ich denke, es waren ohne Übertreibung gut 100 Gäste, die dort aßen. Nachdem die Bedienung unsere Bestellungen entgegen genommen hatte, für die wir uns aufgrund unseres übermüdeten Zustandes erst zögerlich und nach mehreren Anläufen entschließen konnten, machte ich sie höflich darauf aufmerksam, dass wir gerade eine ca. 20-stündige Reise von Deutschland ausgehend hinter uns hätten und uns insofern erst noch akklimatisieren müssten. Erst als sie mir und meinem Sohn eine „Kippa“ (gebräuchliche Kopfbedeckung männlicher Juden) an den Tisch reichte, begriffen wir, dass wir uns in einem ausnahmslos jüdischen Restaurant befanden. Nachdem mein Sohn und ich die Kopfbedeckung abgelehnt hatten, sahen wir erst, dass die überwiegende Mehrzahl der dort anwesenden Männer ein ebensolches „Käppchen“ trug. Gleichermaßen war der Bedienung nun klar, dass wir keine Juden waren, was sie und alle anderen Gäste jedoch keineswegs dazu veranlasste, uns nicht den nötigen Respekt zuteilwerden zu lassen, auch nicht aufgrund der faschistischen Vergangenheit unseres Heimatlandes inklusive schrecklichem Nazi-Terror. Nun stellen Sie sich bitte eine vergleichbar groteske Situation in Deutschland vor, also eine „geoutete“ einzelne jüdische Familie in einem erzkonservativen bayrischen Dorfgasthof. Der Leser möge mir an dieser Stelle meine Ironie verzeihen.

Trotz aller Widrigkeiten innerhalb der Entwicklung meiner Persönlichkeit kann ich heute Revue passierend guten Gewissens behaupten, dass eine ähnliche Entwicklung bei meinem hyperaktiven Vater sicherlich nicht stattgefunden hätte. Insofern bin ich dankbar dafür, bei meiner Mutter aufgewachsen zu sein. Meine Mutter hat keinerlei AD(H)S-Ansätze, und wenn ich die Charakterzüge meines leiblichen Bruders deuten müsste, würde ich sagen, dass auch er keine auffällige AD(H)S-Struktur aufweist.

Ein Zusammenleben mit meinem Vater hätte demzufolge leicht in einer Tragödie, ähnlich wie bei Christof, enden können. Auch er hatte während seiner Kindheit ein meist von Unverständnis geprägtes und somit „gestörtes“ Verhältnis zu seinem Vater. Und da AD(H)S immer Struktur braucht und Betroffene sich gegenseitig diese nicht geben können, wäre die Situation irgendwann sicherlich eskaliert.

Aus diesem Grund ist es sicherlich förderlich, dass mein Sohn derzeit bei meiner ehemaligen Stiefmutter lebt. Leider entwickelt Erika dort kein Gespür für die positive Entwicklung meines Kindes. Dies liegt sicherlich einerseits an ihrem fortgeschrittenen Alter und dadurch an einem leicht angeschlagenen Nervenkostüm, andererseits aber auch an der Tatsache, dass leider zu viele beeinflussende Faktoren, anders als früher, dort dauerhaft vorherrschen.

Erika lebt in einem für ihre Verhältnisse viel zu großen Haus, zusammen mit meinem etwa 22 Jahre jüngeren Halbbruder Thomas und meiner Halbschwester Sandra. Und obwohl ich ihr davon bereits vor mehreren Jahren entschieden abgeraten hatte, modernisierte sie in letzter Zeit mit unglaublichem Aufwand und auch ohne Rücksicht auf Kosten dieses mehrstöckige Gebäude. Ihre derzeitige Motivation besteht deshalb ausnahmslos darin, meine letzten Halbgeschwister so lange wie möglich dort „zusammenzuhalten“, nachdem meine älteste Halbschwester vor etwa 2 Jahren plötzlich und unerwartet dort ausgezogen ist und anschließend ihre eigene Familie gegründet hat.

An die Stelle meiner Halbschwester ist somit mein jüngerer Halbbruder „nachgerückt“, bestimmt offensichtlich seither dort das Geschehen und setzt Erika dabei massiv und geschickt unter Druck. Und da mein Sohn in absehbarer Zeit zu mir zurückkehren wird, ist dieser natürlich keine diesbezügliche Option für sie. Aufgrund dieser verfahrenen Situation erhält er natürlich auch nicht die dringend notwendige Aufmerksamkeit und Tagesstruktur und ist darüber hinaus auch noch täglich mit den dort vorherrschenden Missständen konfrontiert, vor allem in Bezug auf meinen Halbbruder, der kein sozialorientiertes Individuum ist, sondern lediglich seine eigenen Ziele dort rücksichtslos verfolgt. Natürlich durchschaut mein Sohn dort täglich aufs Neue diese Farce, was die Situation wegen des anzustrebenden „Familienfriedens" natürlich massiv bedroht und in höchstem Maße kontraproduktiv ist.

Und da man nur auf sich selbst bezogene Menschen meistens nicht „umkrempeln" kann, wird es, vorausgesetzt, Erika schlägt keinen anderen Kurs ein, auch in absehbarer Zeit keine Veränderungen dort geben können.

Durch ein kürzlich geführtes Gespräch mit der Klassenlehrerin und dem stellvertretenden Schulleiter der Schule meines Sohnes wurde mir ferner bewusst, dass dieses Problem der mangelhaften Zuwendung und des zunehmenden Desinteresses für ihn, vornehmlich durch Erika verursacht, seinem positiven Entwicklungsverlauf entgegenwirkt. Hierdurch ist sein schulisches Gelingen abermals nicht gewährleistet, allerdings diesmal aus rein emotionalen Gründen. Der Appell der Schule hatte den Tenor, umgehend dafür zu sorgen, dass ein harmonisches Familienklima als Garant für sein schulisches Gelingen, was deren Meinung nach zweifelsohne problemlos möglich wäre, dort primär herbeigeführt werden müsse. Insofern war ich in diesem Moment für die tatkräftige gedankliche Unterstützung der Schule sehr dankbar.

Erika hatte etwa 10 Jahre lang durch eine Beteiligung an meinen Immobiliengeschäften massiv finanziell hiervon profitiert. Leider will sie aus diesem Grund meine Krankheit bis heute „nicht akzeptieren". Seit Monaten muss ich mir daher mit akribischer Regelmäßigkeit den Satz anhören: „Wann bist Du endlich wieder fit, damit wir wieder weiter in Immobilien investieren können", oder „Ich brauche das Geld." Und je mehr ihr bewusst wird, dass ich künftig nicht mehr als „Goldesel" herhalten kann, umso schlimmer wird offenbar dort die Situation für meinen Sohn. Durch ihr Verhalten ihm gegenüber will sie mich offensichtlich unter Druck setzen, wobei sie meinen Sohn offensichtlich als „Waffe" gegen mich benutzt.

Natürlich hat sie sich durch den völlig unsinnigen und exorbitant teuren Hausumbau (ihre Sauna wurde auch 8 Jahre nach Einbau bisher kein einziges Mal benutzt) und die Finanzierung meines Halbbruders Thomas (Studium, High Tech-Kinozimmer, Funk-Rollläden, Tuning, Hausgeld usw.) in eine schwierige finanzielle Lage hineinmanövriert, allerdings gibt ihr dies noch lange nicht das Recht, meinen Sohn massiv zu mobben bzw. dieses gleichartige Verhalten meiner 2 Halbgeschwister zu billigen. Zahlreiche Gespräche verliefen in dieser Hinsicht bereits fruchtlos. Und was meine Krankheit betrifft, so finde ich auch bei meiner bereits „ausgezogenen" Halbschwester kein Gehör, im Gegenteil. Selbst im Krankenhaus wurde ich von ihr angerufen und darauf hingewiesen, dass mein Sohn „nicht erziehbar" wäre und ich nun „etwas tun" müsse. Er würde sich ferner grundlos wie die (wörtlich) „Assi-Kinder im SOS-Kinderdorf" aufführen. Als ich dann damit konterte, dass mein Sohn ein Aufmerksamkeitsdefizit-Problem habe, keine notwendige Aufmerksamkeit bekomme und derzeit massive Ungerechtigkeiten erfahre und ich darüber hinaus sehr krank sei, wurde ich, wie immer, nur belächelt.

Pikanterweise ist meine Halbschwester ausgebildete Pädagogin (Erzieherin mit abgeschlossenem Studium). Soviel nochmals zur nicht vorhandenen Akzeptanz des AD(H)S-Syndroms. Aber ein ähnliches Problem hatte ich ja bekanntermaßen bereits mit einer anderen begnadeten „Erzieherin“ (siehe Kapitel 15). Eine „Andersartigkeit“ fernab von Lehrplänen kann es schließlich nicht geben, so der Tenor des „Fachpersonals“.

Natürlich ist mein Sohn ein schwieriges Kind, dies steht doch außer Frage. Er ist jedoch bei Beachtung hier bereits mehrfach erwähnter Rahmenbedingungen und familiärer Harmonie auch relativ leicht „handhabbar“.

Wichtig für meinen Sohn wäre ein liebevolles Umfeld, großzügiges Verständnis für ihn, seine gesamte Situation und sein komplexes Beschwerdebild und vor allem bräuchte er auch gelegentlich „positive Rückmeldungen“. Hierbei sei kurz anzumerken, dass mein Sohn sein Betriebspraktikum mit einer sehr guten Beurteilung abgeschlossen hatte. Erika jedoch fand hierfür nur Häme und Spott.

Es ist schlimm, dass sie es nötig hat, mein Kind derart zu diffamieren und zu unterdrücken. Daran erkennt man schnell die offenbar „angeborene“ Gefühlskälte und emotionale Verkümmerung. Und wenn ich bzw. meine Lebensgefährtin Erika auf die massiven Missstände aufmerksam machen möchte, heißt es immer nur: “Was geht Euch das denn an?“ Auch versucht sie überaus geschickt alle ihre „guten“ Bekannten und auch noch weitere „Familienmitglieder“ sowie frühere Geschäftspartner (!) von mir gegen mich aufzuhetzen, anstatt die Situation zu akzeptieren und im Sinne meines Sohnes wohlwollend für eine emotional stabile Zukunft zu sorgen. Aber dafür ist sie offenbar zu frustriert. Früher machte sie mich (als ich selbst noch ein Kind war) beispielsweise auch oft für verschiedene Missstände verantwortlich, weil ich aus ihrer Sicht „nicht normal“ war.

Am Ende bleibt nur für sie zu hoffen, dass das „Hotel Mama“ für meine beiden Halbgeschwister weiterhin rund um die Uhr geöffnet bleibt, damit es dort nicht zu einer weiteren „unkontrollierten Fluktuation“ kommen kann.

Auch dass mein Sohn versucht, sich bei anderen entsprechendes Gehör zu verschaffen, kann man ihm im Grunde nicht übel nehmen. Er ist schließlich mit seinen 15 Jahren noch ziemlich jung und handelt altersgerecht.

Was bleibt, ist nur mein Appell, meine Darlegungen einfach zu akzeptieren, Hürden und Barrikaden zu entfernen, Vorurteile ab- und anhand meiner dargelegten Erkenntnisse darauf entsprechend wohlwollend aufzubauen. Nur wenn mir dies in versöhnlicher Absicht gelingt, kann mein Sohn dort zwischenzeitlich weiter verbleiben. Schließlich ist das Wohlergehen meines Kindes ein wesentlicher Garant für einen positiven Verlauf meiner aktuellen Empfindungen und Erkrankungen. Seine Unterbringung dort stellt sowieso für mich einen Gewissenskonflikt dar, zumal mein Sohn dort bereits aufgrund seelischer Defizite fast 10 kg an Körpergewicht verloren hat.

Man kann einem Blinden leider nicht erklären, wie die Sonne aussieht. Sicherlich kann man eine Herdplatte einschalten und seine Hand dort hinführen und ihm diese Vorstellungskraft suggerieren, dennoch wird es einem nie 100 % gelingen können. Ähnlich verhält es sich leider auch mit AD(H)S-Strukturen. Sie sind da, jedoch für die meisten Menschen unsichtbar.

Mittlerweile bin ich mir leider im Klaren darüber, dass ich bei Teilen meiner Familie niemals auf Verständnis für meine Handlungsweisen treffen werde, auch nicht bei meiner Mutter, aber vor allem auch nicht bei meinen sonstigen Familienmitgliedern und bei dem größten Teil meiner Geschwister. Und mein Vater ist sowieso ein „Fall für sich", allerdings nicht abwertend gemeint.

Was bleibt, ist die Erkenntnis, mein bisheriges Leben anders führen zu wollen. Also es nicht nur zu müssen, sondern es auch zu wollen. Das Geschäftshaus, in dem ich vor etwa 20 Jahren zu Beginn meiner beruflichen Karriere eine Qualifizierungsmaßnahme des Arbeitsamtes habe über mich ergehen lassen müssen, war bisher meine letzte Immobilie, die ich unmittelbar vor meinem Zusammenbruch erworben hatte. Und abgesehen von ein paar finanziellen Umschichtungen wird dies auf jeden Fall auch so bleiben.

In wenigen Tagen werde ich nach 4 Monaten Aufenthalt aus dieser Klinik entlassen. Dann werde ich endlich wieder ein Glas Wein und ein Bierchen trinken können. Auch wird dann das „Schmuggeln" von alkoholfreien Bierflaschen in mein Zimmer ein Ende haben. Ich kann nun einmal die Säfte und das Mineralwasser bzw. den Tee hier nicht mehr sehen. Kann man mir dies verübeln? Wenn man schon alkoholfreies Bier „schmuggeln" muss, dann wird es wohl Zeit, die Zelte hier abzubrechen.

Mein betreuender Arzt aus meiner Heimat schwört nach wie vor auf das Behandlungskonzept dieses Krankenhauses. Und vielleicht war ich am Anfang einfach zu ungeduldig oder zu ungerecht. Oder einfach nur zu angeschlagen. Vielleicht war ich gegenüber der Klinikführung zu direkt. Ich hatte wohl einfach zu schnell überreagiert, wie immer eben.

Im Internet habe ich in diesem Zusammenhang einen Bericht von Prof. Dr. med. Volker Faust, u. a. Autor von zahlreichen medizinischen Fachbüchern, gelesen.[1] Zwischenzeitlich stand ich auch in E-Mail-Kontakt mit ihm. Er schreibt dort sinngemäß, dass die „Erschöpfungsdepression" wieder im Kommen sei und möglicherweise auch mit „Burnout-Diagnosen" in Zusammenhang stehen kann. Er untergliedert beispielsweise den charakteristischen Krankheitsverlauf der Erschöpfungsdepression in drei unterschiedliche Phasen, die sich allesamt über mehrere Monate bis mehrere Jahre erstrecken können. Die erste Phase ist die Phase der Überempfindlichkeit und der reizbaren Schwäche, geprägt durch Unruhe, Anspannung, Impulsivität, erhöhte Reizbarkeit, unbeherrschte Gefühlsausbrüche (ähnlich AD(H)S) usw. Danach folgt die zweite Phase, die psychosomatische Phase. Hier greift die gefühlsmäßige Überforderung auf den körperlichen Bereich über und es treten schnell vegetative und funktionelle Beschwerden auf. Bei der dritten und damit schwerwiegendsten Phase handelt es sich um die depressive Phase, welche im Gegensatz zu den endogenen (klassischen) Depressionen ein äußerst langwieriges und hartnäckiges Leiden ist. Schließlich trifft die reaktive (durch verschiedene Reaktionen ausgelöste) Depression in der Regel einen bereits langfristig vorbelasteten Patienten (wenngleich unerkannt), weshalb der Betroffene kaum mehr irgendwelche Reserven zu mobilisieren vermag. Dieser Zustand kann somit ebenfalls mehrere Monate bis zu mehreren Jahren andauern und sehr schwerwiegend sein. Kommt dann, wie bei mir vorliegend, noch eine PTSD sowie eine AD(H)S-Diagnose hinzu, scheint ein entsprechender Genesungsprozess noch langwieriger bzw. völlig rehabilitierend unmöglich zu sein. Deshalb

[1] Vergleiche hierzu auch www.psychosoziale-gesundheit.net von Prof. Dr. V. Faust.

werde ich laut Auskunft meiner Trauma-Therapeutin künftig niemals wieder in der Lage sein, mit Druck und Belastung umzugehen. Dies muss jedoch zwangsläufig kein Nachteil sein. Es geht mir zwischenzeitlich zwar deutlich besser, aber nur wenn ich jeder auch noch so kleinen Drucksituation, beruflich und auch privat, völlig entsage.

Den exzessiven Nutellagenuss von Christof werde ich sicherlich vermissen und natürlich auch die bereichernden Gespräche aller „Andersdenkenden". Detlev und Christof hatten auf dem Höhepunkt ihres Nutellakonsums an einem Tag 50 x 15 g = 750 g Nutella verspeist. Christof hat mittlerweile 10 kg zugenommen.

An dieser Stelle ist sicherlich auch ein Wort des Dankes an meine private Krankenversicherung angebracht. Diese hat die letzten 20 Monate alle notwendigen Behandlungen anstandslos übernommen und gezahlt, was so sicherlich auch nicht selbstverständlich ist. Ich habe deshalb schon lange ein schlechtes Gewissen. Darum werde ich mich auch eine Woche früher entlassen lassen. Meine Krankenversicherung spart dann wenigstens rd. 4.000,– EUR ein.

Das Schreiben hat mir bisher so viel Freude bereitet, dass ich diese Tätigkeit künftig fortführen möchte. Nicht zuletzt Hemingways alte Schreibmaschine in Key West hat mich dazu inspiriert.

Das Leben steckt voller Überraschungen. Wenn man sie zulässt.

Mein Weg wird mich noch oft in die Karibik führen. Vielleicht werde ich dort in den Wintermonaten meine zweite Heimat finden. Außerdem macht es mir Spaß, Menschen zu beobachten, darüber zu schreiben und das Leben (dank gelegentlicher Ritalin-Dosen) sortierter wahrnehmen zu können. Auch mein Privathaus und mein Garten samt Gartenhaus und Steinbackofen sind endlich fertiggestellt. Dort werde ich mich in den Sommermonaten an der Tomatenaufzucht erfreuen.

Für den Moment bin ich zufrieden, finanziell unabhängig und bei meiner Trauma-Therapeutin sicherlich in guten Händen. Außerdem bin ich sehr glücklich mit meinem Sohn und meiner Lebensgefährtin. Und schon bald sind wir drei wieder glücklich vereint.

Man muss im Leben sehr reich werden, reich an **GELD**, reich an **GEFÜHL** und reich an **LIEBE** …

… und heute brauche ich Liebe, die endlos ist.

Anmerkungen und Literaturhinweise

Namen, Adressen, Orte und Identitäten wurden aus rechtlichen Gründen abgeändert. Ähnlichkeiten mit real existierenden Personen, Orten, Handlungen und Institutionen sind nicht ausgeschlossen.

Literatur:

- Faust, Volker, *„Erschöpfungsdepression“*, www.psychosoziale-gesundheit.net/psychiatrie/depression3.html [31.05.2012]
- Hartmann, Thom: *ADHS als Chance begreifen (Nennen wir es das Edison-Gen)*, Lübeck 2004
- Hartmann, Thom: *Eine andere Art, die Welt zu sehen. Das Aufmerksamkeits-Defizit-Syndrom ADD („Attention Deficit Disorder“)*, 12. Aufl. Lübeck 2009
- Krakauer, Jon: *Into the wild* (Dt.: *In die Wildnis*, München 1996)
- Sobanski, Esther: *ADHS im Erwachsenenalter (Patientenratgeber)*, hg. von MEDICE Arzneimittel Pütter GmbH & Co. KG

Hilfreiche Internetseiten:

- www.ads-bei-erwachsenen.de
- www.everydaywithadhd.com.au
- www.jojo-adhs.de
- klausreitberger.wordpress.com
- www.leben-des-galilei.de
- wiki.mobbing-gegner.de
- www.psychosoziale-gesundheit.net
- www.qids-adhs.de